Andreas Seebeck

Faste Dich gesund!

Ein Motivationsbuch für die Fastenkur: Gesundheitliche Vorteile und mentale Stärke

LOTUS PRESS

Wichtiger Hinweis des Verlages

Die in diesem Buch vorgestellten Informationen sind sorgfältig recherchiert und wurden nach bestem Wissen und Gewissen weitergegeben. Dennoch übernehmen Autor und Verlag keinerlei Haftung für Schäden irgendeiner Art, die direkt oder indirekt aus der Anwendung oder Verwendung der Angaben in diesem Buch entstehen. Die Informationen in diesem Buch sind für Interessierte und zur Weiterbildung gedacht.

Impressum
Andreas Seebeck: Faste Dich gesund!
Ein Motivationsbuch für die Fastenkur: Gesundheitliche Vorteile und mentale Stärke

www.lotus-press.com

ISBN 978-3-910660-30-4

Inhalt

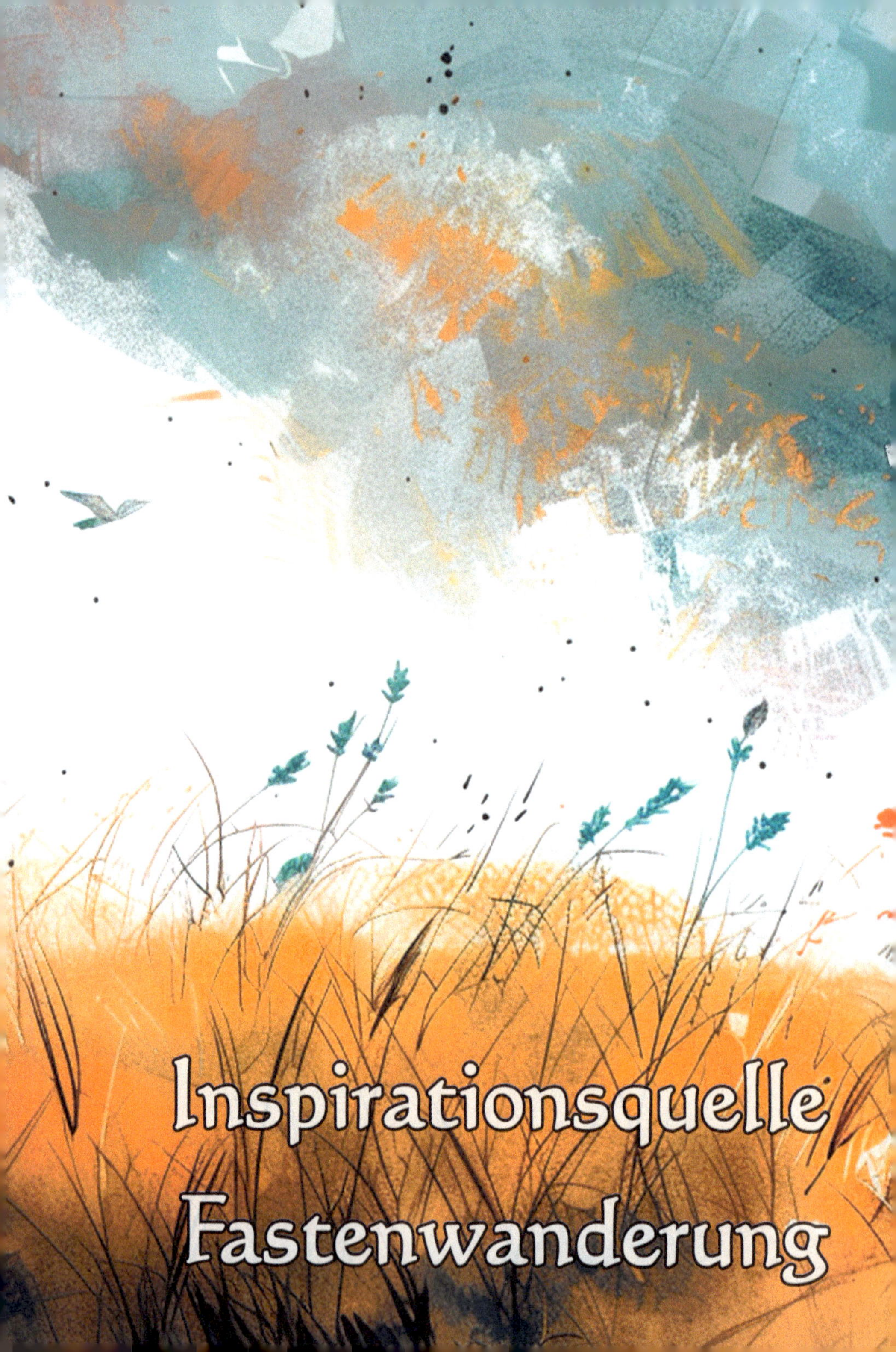
Inspirationsquelle
Fastenwanderung

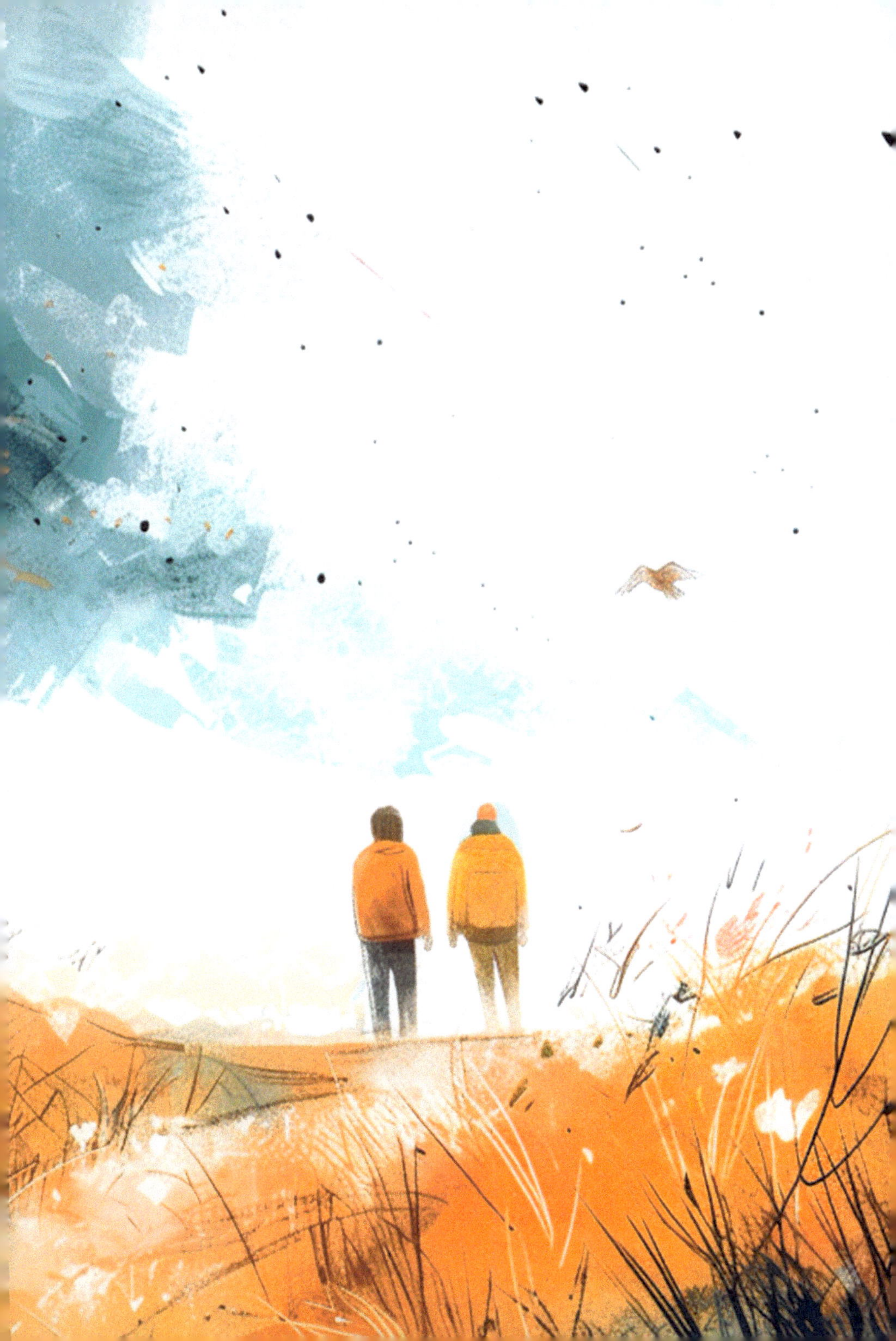

Einleitung

Fasten ist eine Praxis, die so alt ist wie die Menschheit selbst. Es wurde von historischen Persönlichkeiten wie Jesus, Moses, Mohammed und Buddha praktiziert und wird auch heute noch auf der ganzen Welt angewendet. Fasten kann zu tiefen Erkenntnissen, körperlicher Reinigung und einem Gefühl von Erneuerung führen. Außerdem verliert man dadurch überflüssige Pfunde. Doch trotz all dieser Vorteile finde ich es persönlich oft schwierig, eine Fastenkur längere Zeit durchzuhalten.

In diesem Buch habe ich Informationen zusammengetragen, die mir geholfen haben, motiviert zu bleiben und die Fastenkuren erfolgreich abzuschließen. Diese gesammelten Erkenntnisse haben außerdem geholfen, die zahlreichen gesundheitlichen Vorteile des Fastens voll auszuschöpfen.

Ein besonderes Highlight für mich war das Experimentieren mit dem Prinzip von Fasten und Bewegung. Gemeinsam mit meinem Bruder habe ich Fastenwanderungen unternommen. Zu unserer Überraschung stellten wir fest, dass sich beim Wandern kein Hungergefühl einstellte. Die körperliche Aktivität und die frische Luft schienen das Verlangen nach Nahrung zu dämpfen. Die wenigen Mahlzeiten, die wir zu uns nahmen, konnten wir umso mehr genießen. Diese Erfahrung hat mir gezeigt, dass Fasten und Bewegung Hand in Hand gehen können. Wir haben abgenommen und uns die ganze Zeit wunderbar wohl gefühlt. Das Hungergefühl scheint uns

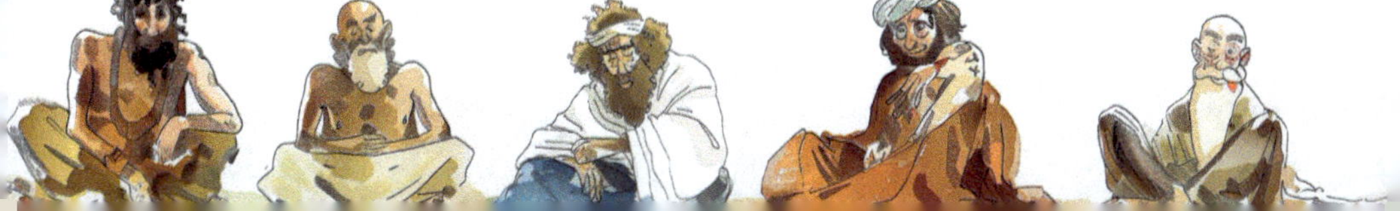

nur sagen zu wollen: “Steh’ auf und such’ Dir was zu essen!”. Wenn wir dann aufgestanden sind und uns auf der Suche nach Nahrung befinden, ist es nicht mehr notwendig. So ergab sich seit jeher ein ausgeglichenes Verhältnis zwischen Essen und Bewegung – bis zur Erfindung des Kühlschranks, der nur wenige Schritte vom Wohnzimmersessel entfernt ist.

Dieses Buch ist kein Leitfaden zum Fasten. Es ist ein Motivationsbuch, das Ihnen helfen soll, die gesundheitlichen Vorteile des Fastens zu entdecken und die mentale Stärke zu entwickeln, die notwendig ist, um eine Fastenkur erfolgreich durchzuführen. Sie finden hier wissenschaftliche Erkenntnisse und praktische Tipps, die Ihnen zeigen, wie Sie durch Fasten Gesundheit, Klarheit und innere Stärke gewinnen können, und die Ihnen Mut machen sollen.

Egal, ob Sie zum ersten Mal fasten oder bereits Erfahrung haben – dieses Buch soll Ihr treuer Begleiter auf dem Weg zu einem gesünderen und bewussteren Leben sein.

Ich wünsche Ihnen viel Erfolg und Freude auf Ihrer Fastenreise!

Herzlichst,
Andreas Seebeck

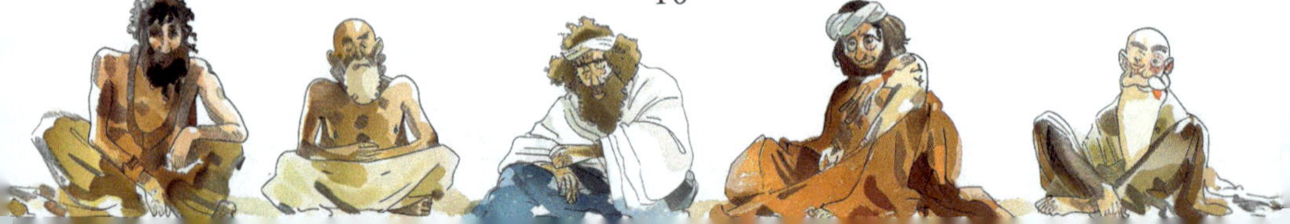

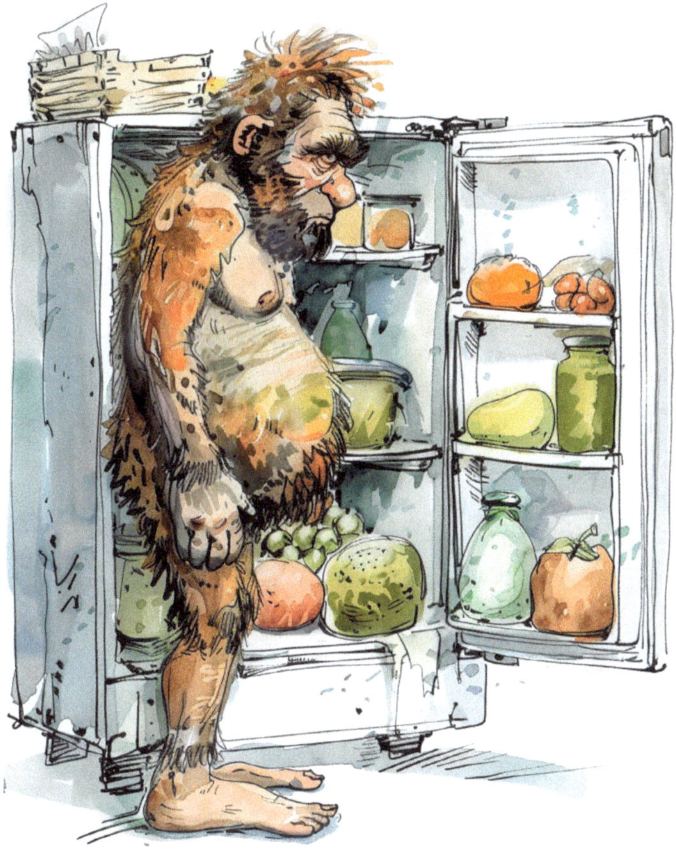

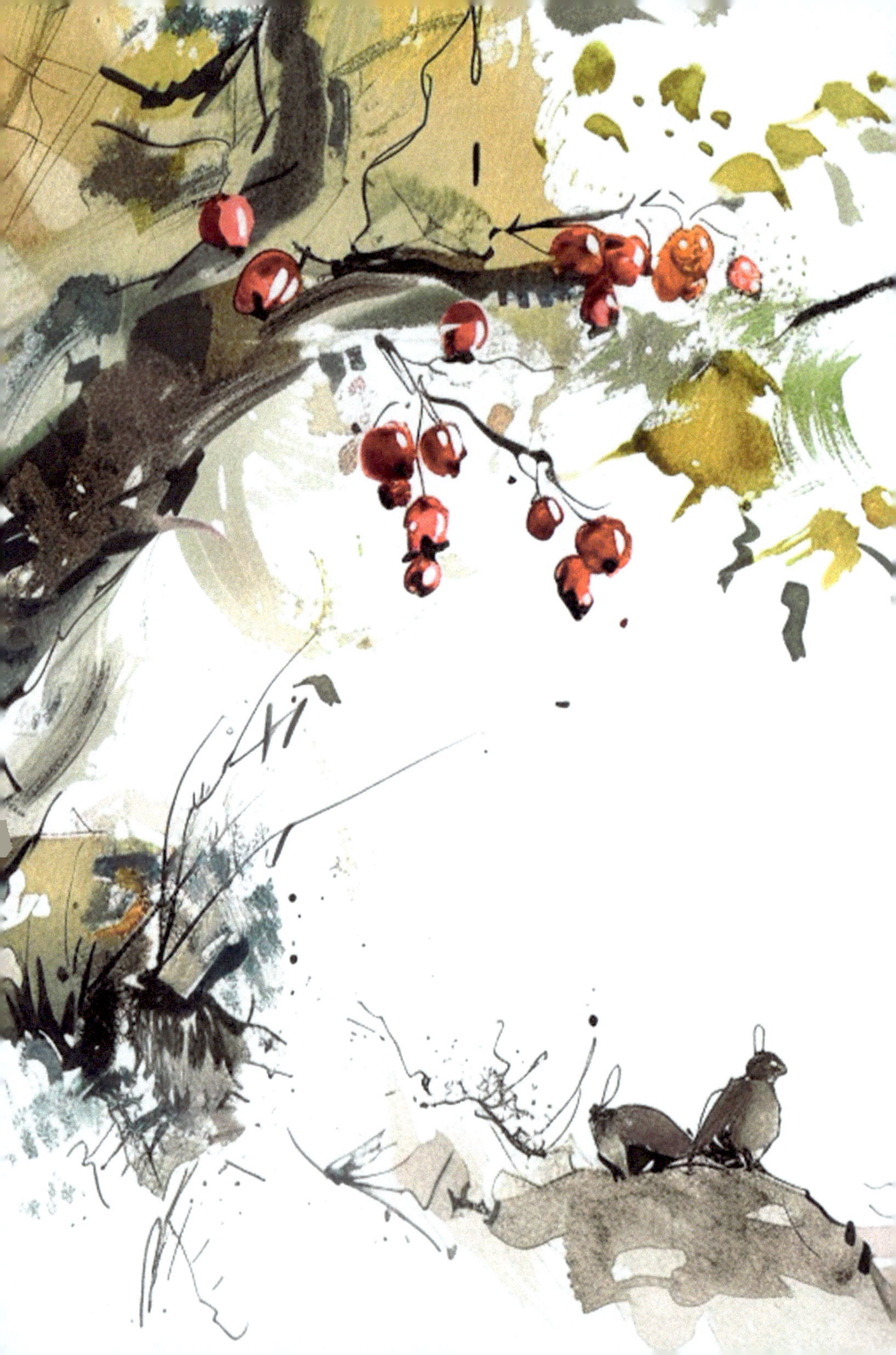

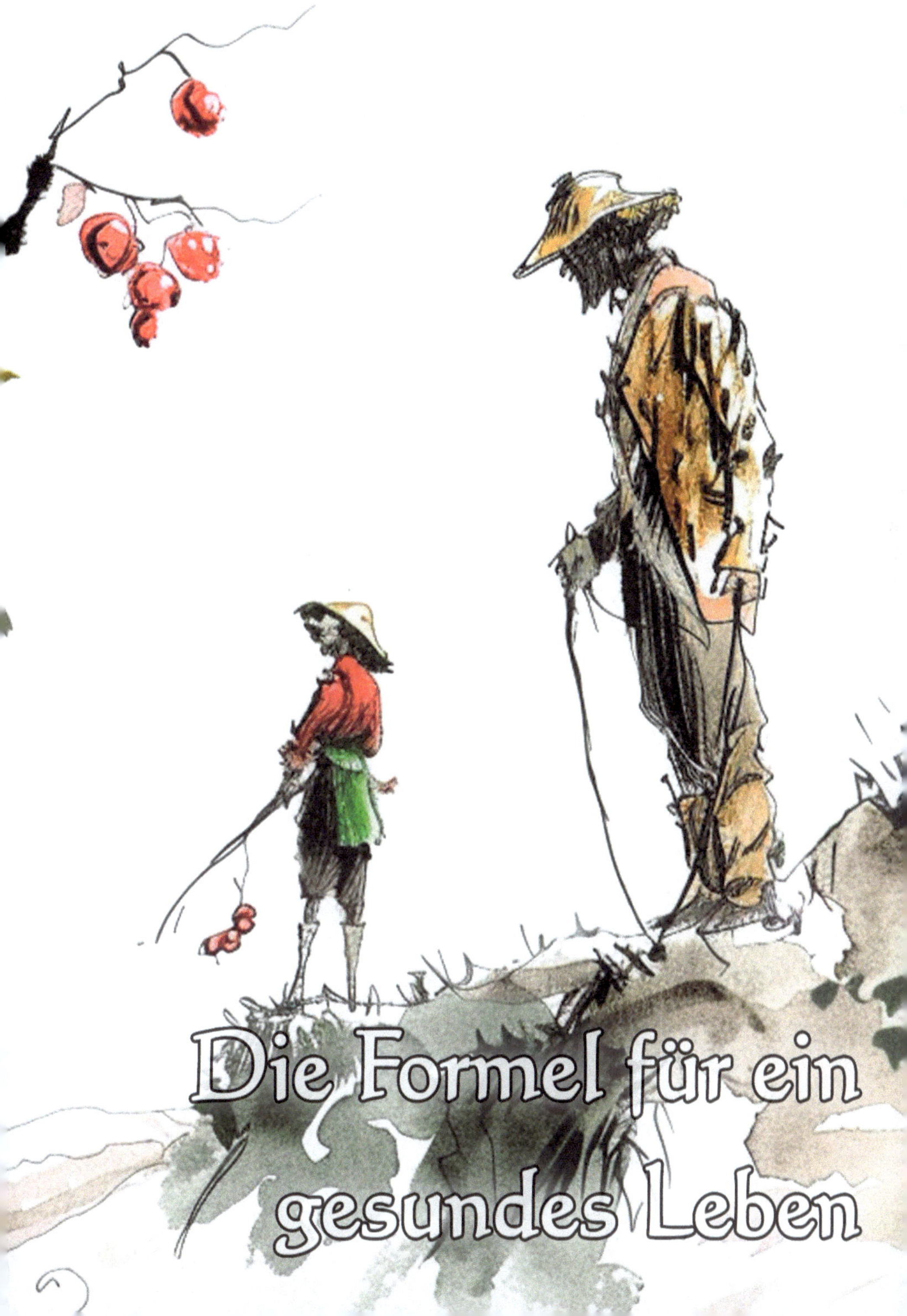

Die Formel für ein gesundes Leben

Die Formel für ein gesundes Leben

Unser Körper ist ein wahres Wunderwerk der Evolution. Seit etwa zwei Millionen Jahren hat sich der menschliche Körper kaum verändert. Wir sind sozusagen “Steinzeit-Modelle”, perfekt angepasst an eine Welt, die heute nicht mehr existiert. Die modernen Lebensbedingungen, in denen Nahrung im Überfluss vorhanden ist und Bewegung oft auf ein Minimum reduziert wird, stellen unseren Körper vor große Herausforderungen. Das alte Erfolgsrezept “Iss, was du kriegen kannst und bewege dich nicht, wenn es nicht nötig ist” führt heute zu sogenannten Zivilisationskrankheiten wie Bluthochdruck, Übergewicht und Diabetes. Das “Steinzeitrezept” bietet uns wertvolle Hinweise darauf, wie wir in der modernen Welt gesünder leben können. Indem wir uns an die Prinzipien unserer Vorfahren halten – natürliche Ernährung, regelmäßige Bewegung und bewusste Fastenphasen – können wir die Gesundheit unseres Körpers verbessern und Zivilisationskrankheiten vorbeugen.

Die Ernährung unserer Vorfahren

Die Ernährung unserer steinzeitlichen Vorfahren bestand aus Früchten, Gemüse, Eiern, Fisch und Fleisch. Es gab kein Getreide und somit weder Brot noch Nudeln, keinen Reis, keinen Zucker und keine Milchprodukte. Diese Ernährungsweise, kombiniert mit

einem aktiven Lebensstil, führte zu einer harmonischen Balance zwischen Nahrungsaufnahme und Bewegung. Indigene Völker, die heute noch nach ähnlichen Prinzipien leben, kennen viele der modernen Zivilisationskrankheiten nicht. Sie leiden kaum an Diabetes, Schlaganfällen oder Herzinfarkten und haben bis ins hohe Alter einen normalen Blutdruck und gesunde Bandscheiben.

Die Formel

Die Formel für ein gesundes Leben lautet also: Leben Sie so wie unsere Vorfahren. Dies bedeutet nicht, dass wir in Höhlen leben und auf die Jagd gehen müssen, sondern dass wir unsere Ernährung und Bewegung an die Bedürfnisse unseres Körpers anpassen sollten. Vermeiden Sie den Konsum von verarbeiteten Lebensmitteln und Zucker und integrieren Sie mehr Bewegung in Ihren Alltag.

Fasten als natürliche Praxis

Fasten ist eine natürliche Praxis, die tief in unserer Genetik verankert ist. Unsere Vorfahren mussten oft längere Zeiträume ohne Nahrung überstehen und unser Körper hat Mechanismen entwickelt, um mit diesen Phasen umzugehen. Heute können wir diese Mechanismen nutzen, um unsere Gesundheit zu verbessern und Zivilisationskrankheiten vorzubeugen. Unsere Zellen haben sogar einen speziellen "Fasten-Modus", der auf Langlebigkeit ausgerichtet ist!

Fasten und Bewegung

Wie bereits in der Einleitung erwähnt, habe ich zusammen mit meinem Bruder die Kombination von Fasten und Bewegung aus-

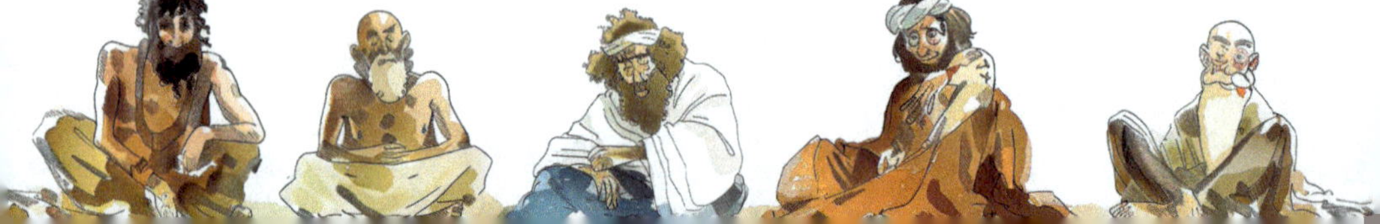

probiert. Unsere Fastenwanderungen waren nicht nur eine körperliche Herausforderung, sondern auch eine Bereicherung für Körper und Geist. Wir haben praktisch erprobt, dass Fasten und Bewegung Hand in Hand gehen können. Wir haben ohne Hunger, ohne Mangelgefühle abgenommen.

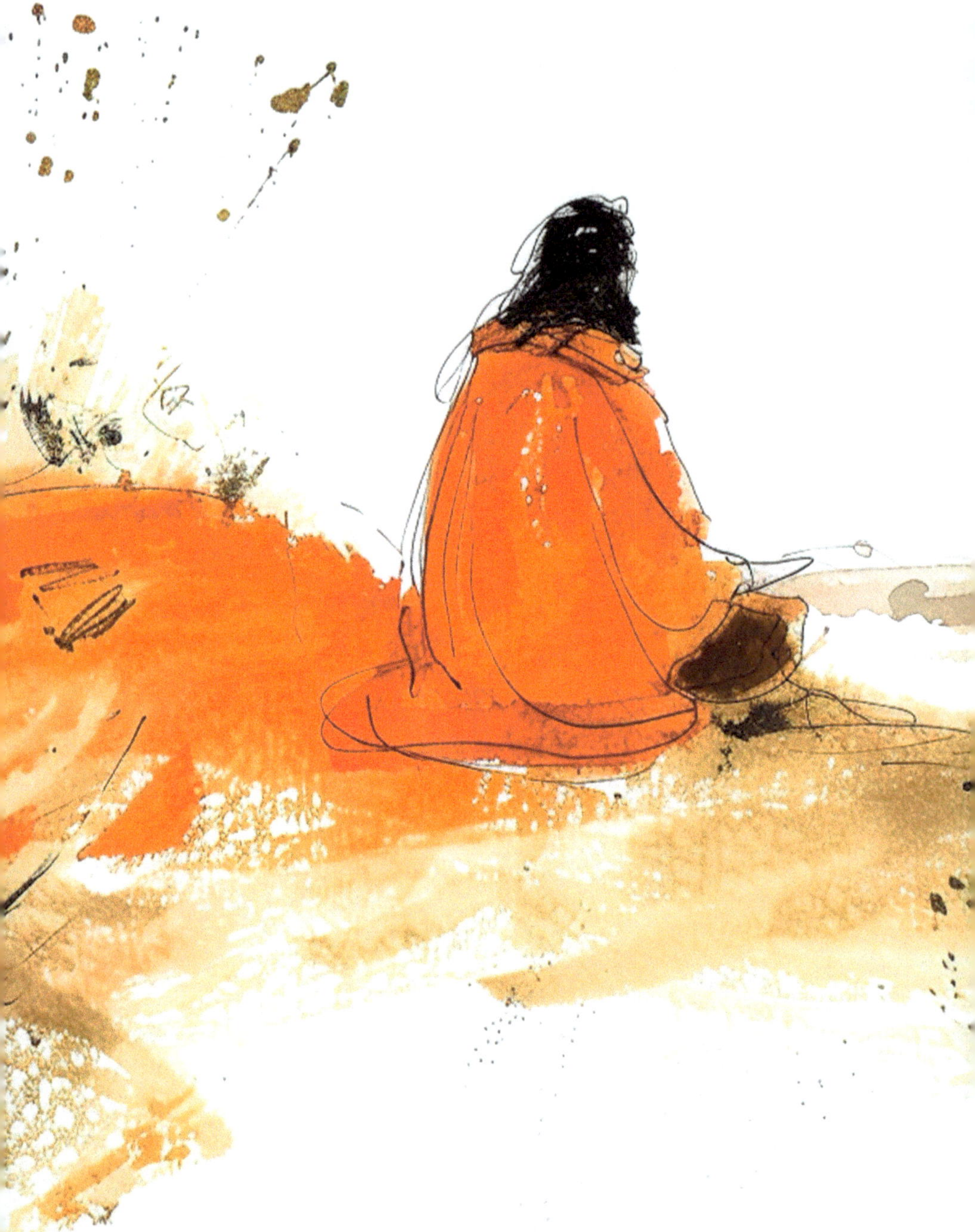

Und da er vierzig Tage und
vierzig Nächte gefastet
hatte, hungerte ihn.

Matthäus 4,2

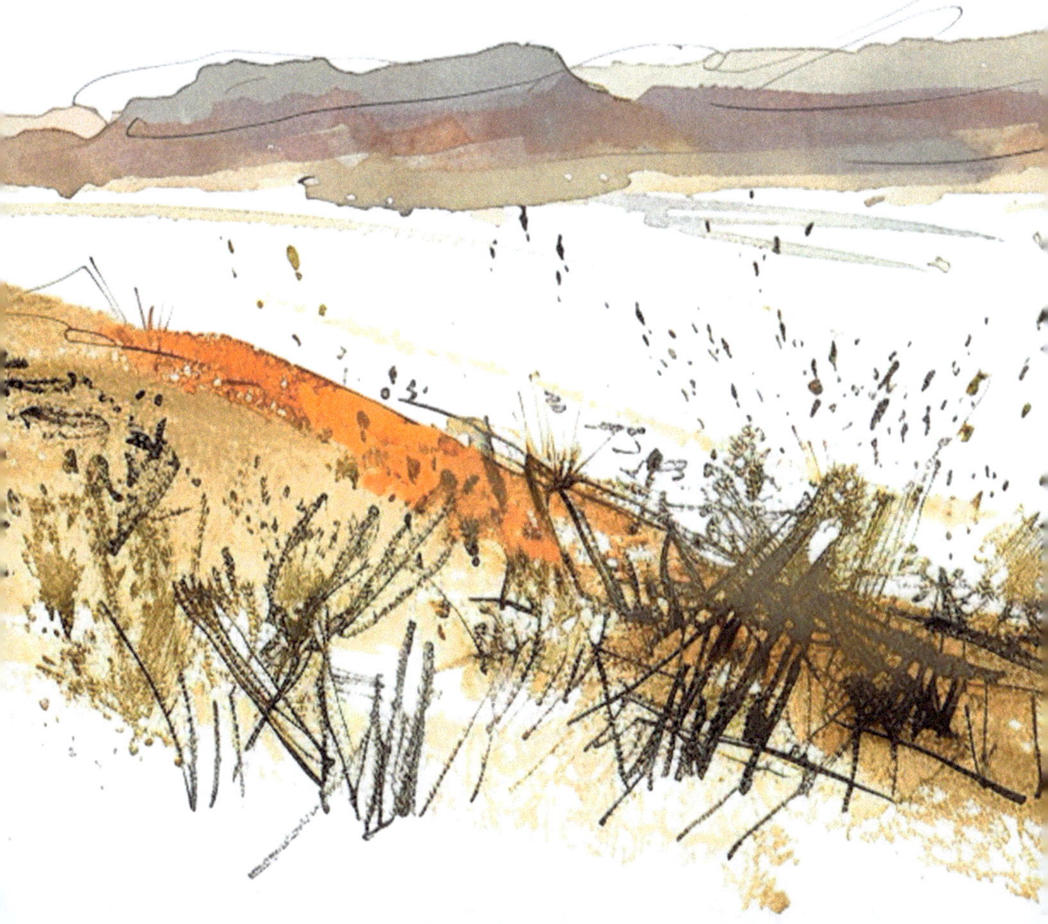

Einige Arten des Fastens

Die Wahl der richtigen Fastenmethode hängt von individuellen Zielen, gesundheitlichen Bedingungen und persönlichen Vorlieben ab. Wichtig ist, dass Fasten sicher und unter Berücksichtigung der eigenen Gesundheit durchgeführt wird. Fasten bietet, wenn es richtig durchgeführt wird, viele gesundheitliche Vorteile, darunter Gewichtsverlust, verbesserte Stoffwechselgesundheit und die Förderung unseres zellulären Selbstreinigungsprozesses, der sogenannten Autophagie. Indem wir uns bewusst für eine Fastenmethode entscheiden und diese in unseren Alltag integrieren, können wir die positiven Effekte des Fastens auf unsere Gesundheit und Langlebigkeit nutzen.

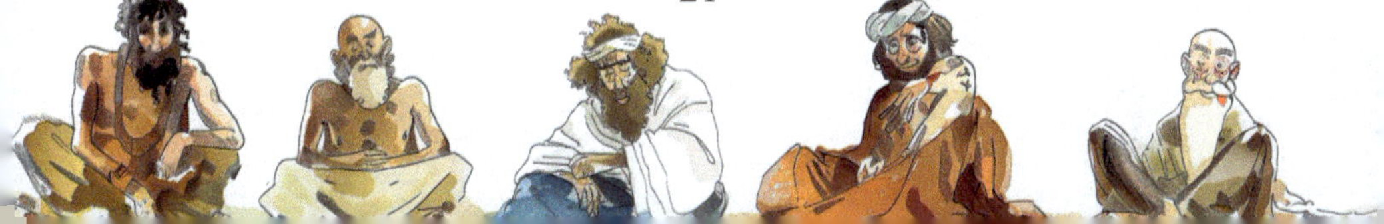

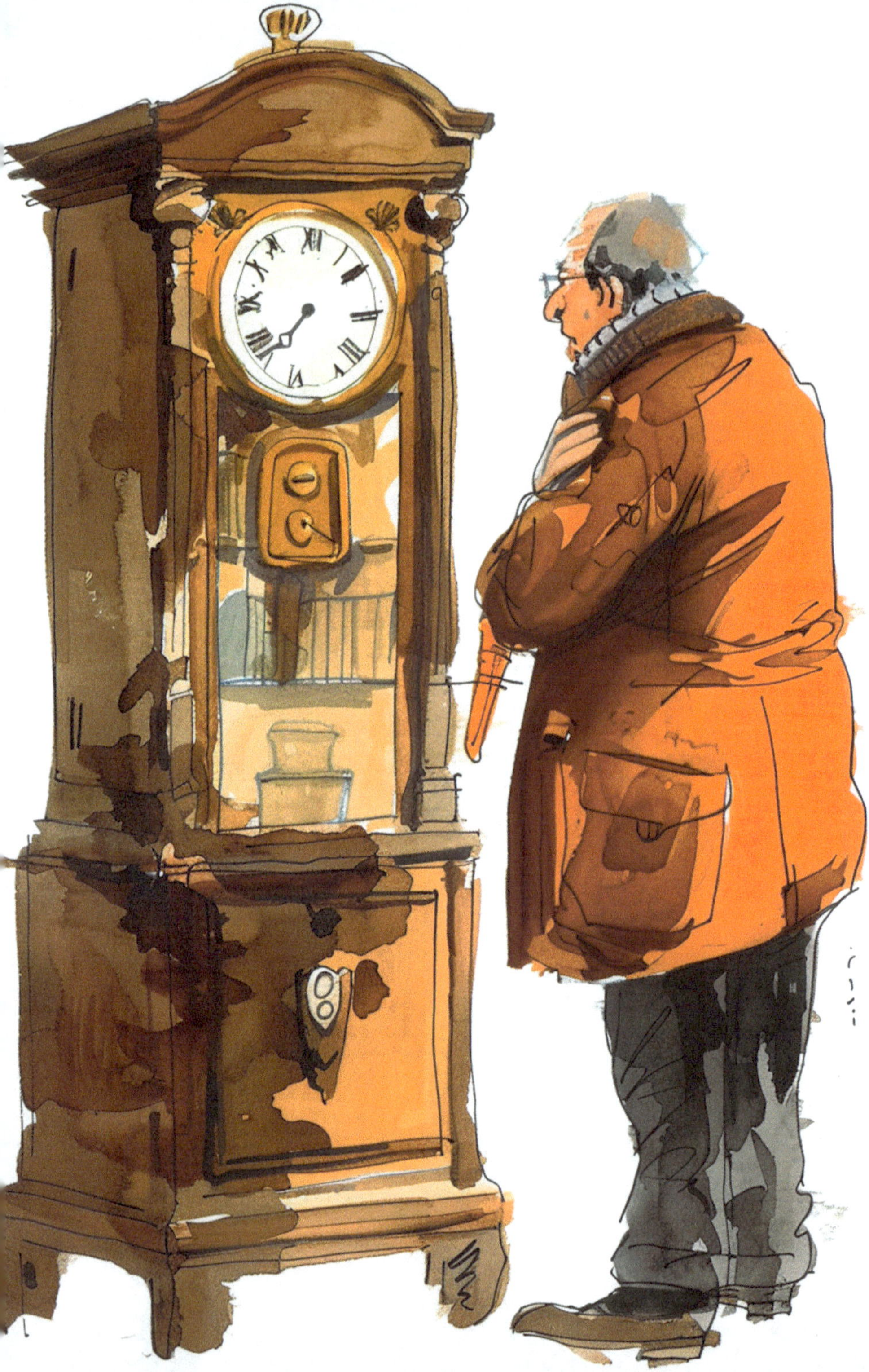

Intervallfasten (Intermittierendes Fasten)

Intervallfasten, auch intermittierendes Fasten genannt, ist eine Ernährungsweise, bei der Essenszeiten und Fastenperioden abwechseln. Die gängigsten Methoden sind:

- 16:8-Methode: 16 Stunden Fasten und 8 Stunden Essensfenster.
- 5:2-Diät: An zwei nicht aufeinanderfolgenden Tagen der Woche wird stark eingeschränkt gegessen (500-600 Kalorien), an den anderen fünf Tagen wird eine ausgewogene Ernährung mit einer Kalorienzufuhr, die dem normalen persönlichen täglichen Bedarf entspricht, empfohlen. Die allgemeine Empfehlung für die tägliche Kalorienzufuhr liegt bei etwa 2.000 Kalorien für Frauen und 2.500 Kalorien für Männer. Diese Werte variieren aber je nach Alter, Geschlecht, Aktivitätsniveau und individuellen Zielen.
- Eat-Stop-Eat: 24 Stunden Fasten ein- oder zweimal pro Woche.

Die 16:8 Methode des intermittierenden Fastens ist eine beliebte Fastenmethode und auch mein Favorit.

Eine oft gewählte Vorgehensweise besteht darin, das Essensfenster von 12:00 Uhr mittags bis 20:00 Uhr abends zu legen. Dies bedeutet, das Frühstück auszulassen und das Mittagessen zur ersten Mahlzeit des Tages zu machen. Um 12:00 Uhr könnte man mit einer ausgewogenen Mahlzeit starten, z.B. einem Salat mit Proteinen wie Hühnchen oder Tofu und gesunden Fetten wie Avocado oder Olivenöl. Am Nachmittag, gegen 15:00 Uhr, kann ein kleiner Snack, z.B. Nüsse oder griechischer Joghurt, Energie liefern. Das Abendessen um 19:00 Uhr sollte eine nährstoffreiche, leicht verdauliche Mahlzeit sein, z.B. gegrillter Fisch mit gedünstetem Gemüse und Quinoa.

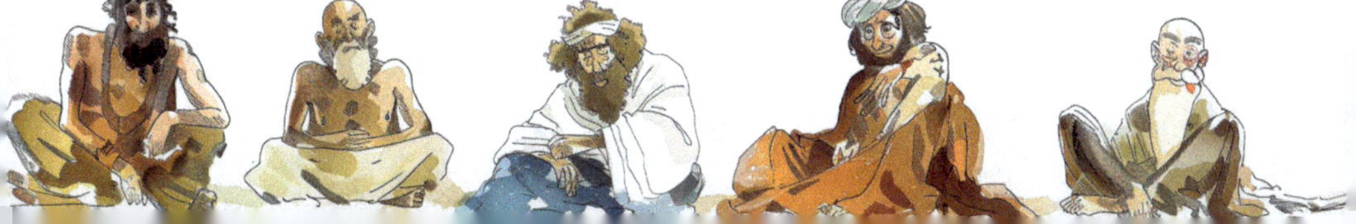

Während der Fastenzeit ist es wichtig, viel Wasser, ungesüßten Tee oder schwarzen Kaffee zu trinken, um den Körper hydratisiert zu halten. Leichte bis moderate körperliche Aktivität, wie ein Spaziergang am Morgen oder eine Yoga-Session, kann ebenfalls während des Fastenfensters durchgeführt werden. Es ist hilfreich, das Essensfenster an den eigenen Lebensstil anzupassen, z.B. von 10:00 bis 18:00 Uhr oder von 14:00 bis 22:00 Uhr. Regelmäßigkeit beim Einhalten des Fasten- und Essenszeitplans hilft dem Körper, sich an den neuen Rhythmus zu gewöhnen.

Ich selbst habe mein Essensfenster von 8:00 Uhr bis 16:00 Uhr gewählt. Von 6:00 bis 8:00 Uhr mache ich meine Qigong-Übungen und gehe spazieren. Zum Frühstück gibt es dann warmen Obstkompott, hauptsächlich aus Äpfeln bestehend. Das Mittagessen würde ich als gemüselastig bezeichnen, ich mag einfach Gemüsepfannen indian style. Zum Ende des Fensters gibt es dann noch eine Kaffeezeit.

Abends am Tisch oder beim gemeinsamen Beisammensein nichts mitzuessen war immer meine größte Herausforderung. Irgendwann ist mir aber aufgefallen, dass es weder stört noch großartig auffällt, wenn ich nur Wasser trinke. Seitdem geht es besser und ich kann die Abende auch ohne Mitzuessen genießen. Meine Familie merkt meist gar nicht, wenn ich gerade 16:8 faste.

Bewegung am Abend hat sich auch sehr bewährt. Dadurch kann ich entstehenden Hunger bekämpfen, der manchmal aufkommt. Je länger ich allerdings meine Fastenzeiten konsequent einhalte, umso besser scheint sich der Körper daran zu gewöhnen und darauf einzustellen, sodass Hunger wirklich nur noch sehr selten ein Thema ist.

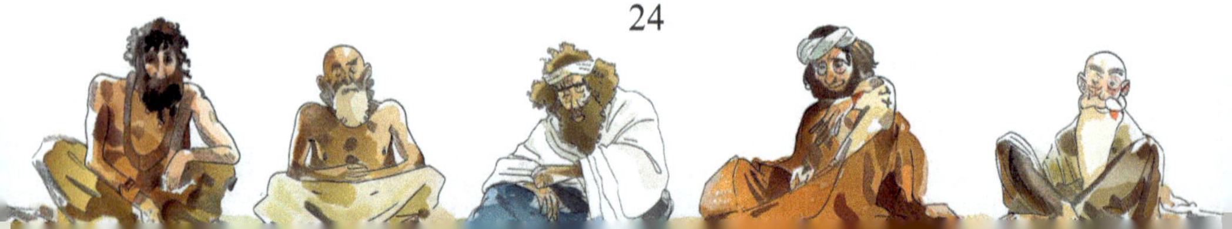

Vorteile:

- Gilt es als sicher und wirksam
- Fördert die Fettverbrennung und hilft beim Abnehmen.
- Verbesserte Stoffwechselgesundheit: Kann Insulinresistenz und Blutzuckerspiegel verbessern.
- Förderung der Autophagie, unterstützt den zellulären Reinigungsprozess.

Herausforderungen:

- Der Hunger kann anfangs während der Fastenperioden herausfordernd sein.
- Fasten kann schwer in soziale Essgewohnheiten integriert werden.

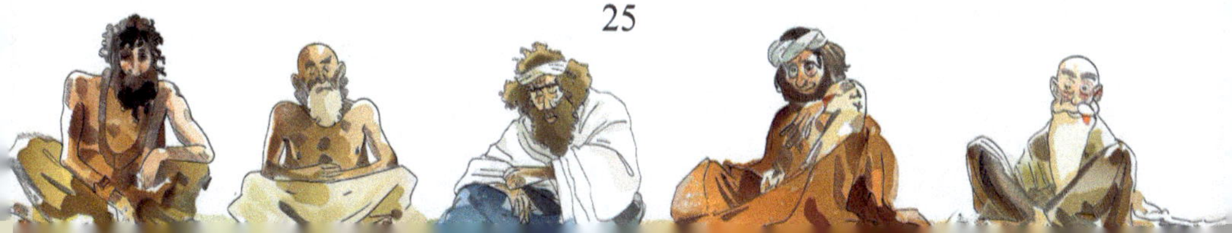

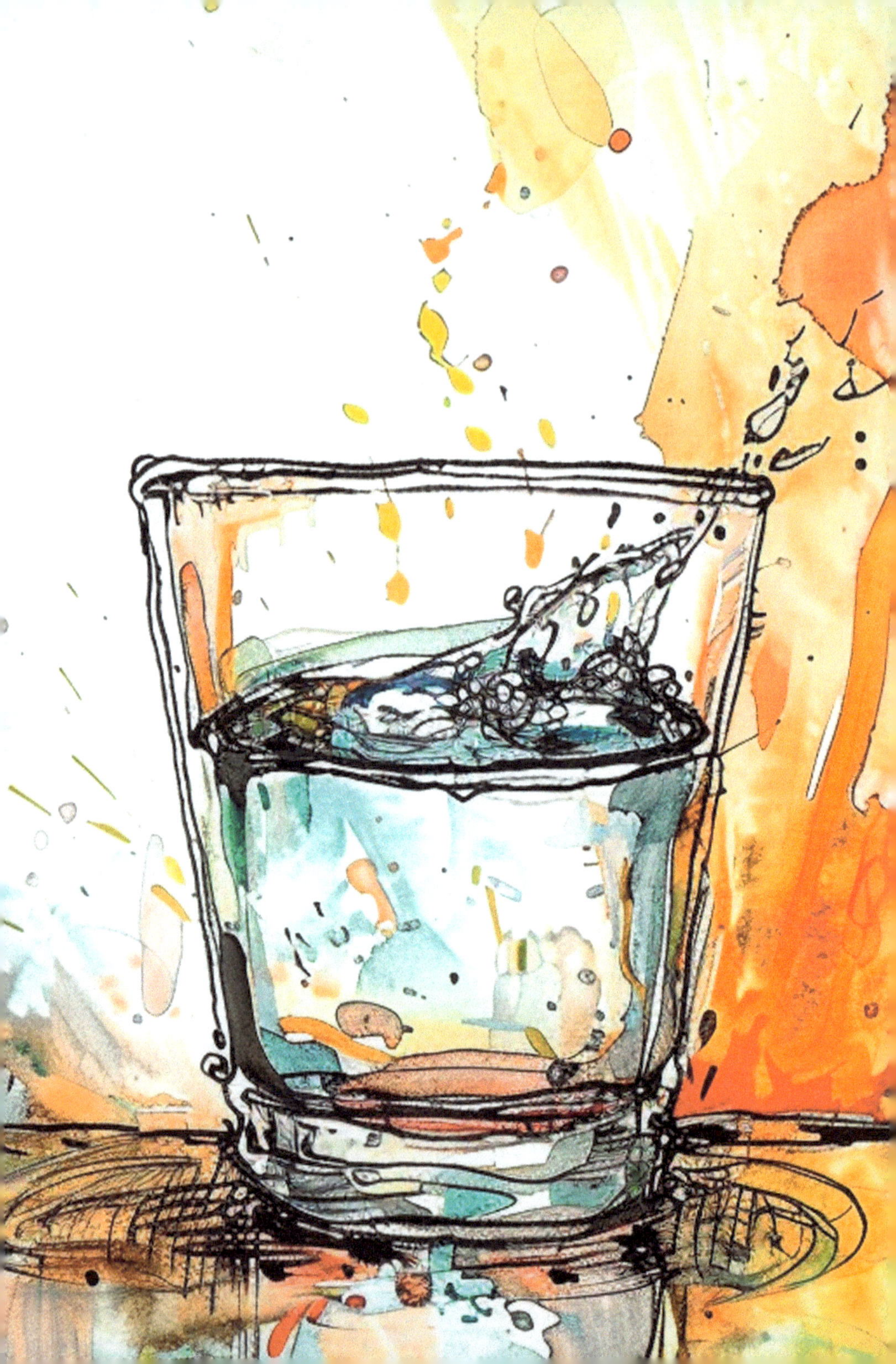

Wasserfasten

Beim Wasserfasten wird für einen bestimmten Zeitraum nur Wasser konsumiert. Typische Fastenzeiten reichen von 24 Stunden bis zu mehreren Tagen, oft unter ärztlicher Aufsicht.

Wasserfasten hat sich besonders bei der Behandlung von Bluthochdruck und Autoimmunerkrankungen bewährt. Es ist wichtig, Wasserfasten unter medizinischer Aufsicht durchzuführen, um gesundheitliche Risiken zu vermeiden.

Vorteile:

- Fördert die Entgiftung des Körpers.
- Starke Autophagie, unterstützt den intensiven zellulären Reinigungsprozess.
- Kann zu schnellem Gewichtsverlust führen.

Herausforderungen:

- Kann zu Müdigkeit und Schwindelgefühlen führen, besonders bei längeren Fastenzeiten.
- Risiko eines Ungleichgewichts der Elektrolyte, wenn nicht richtig überwacht.

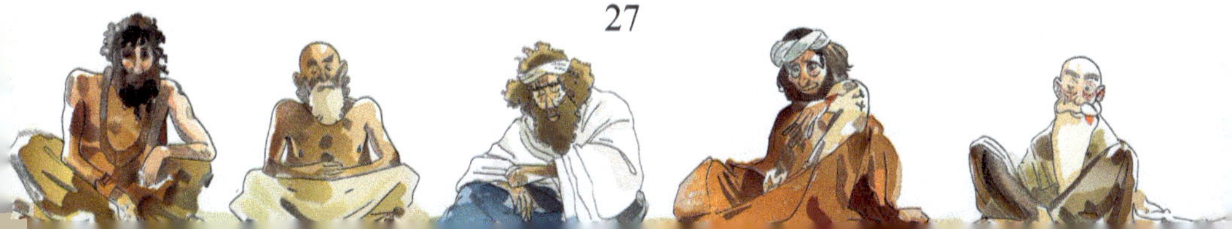

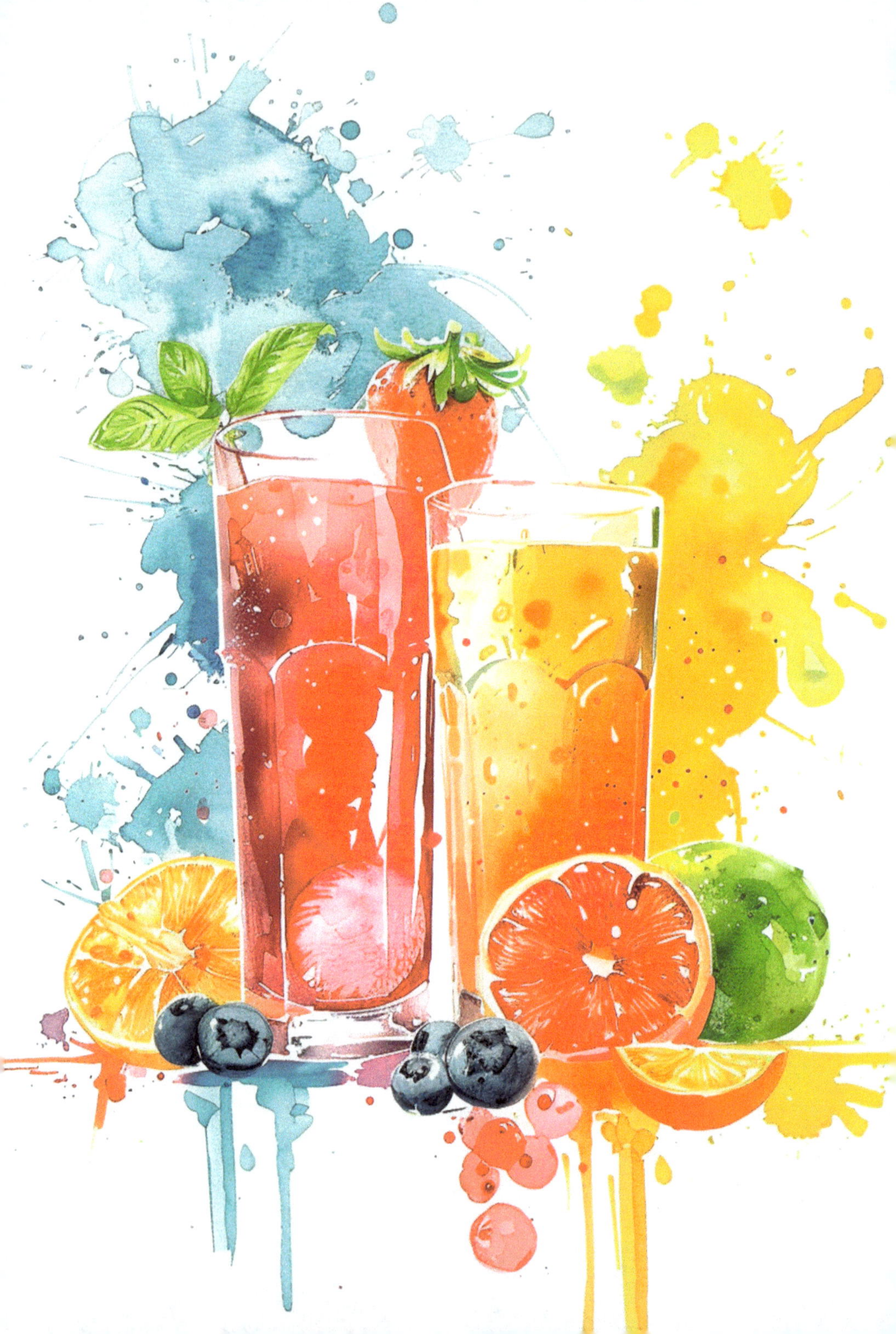

Saftfasten

Beim Saftfasten werden nur frisch gepresste Obst- und Gemüsesäfte konsumiert. Die Dauer kann von wenigen Tagen bis zu mehreren Wochen reichen.

Es gibt Hinweise darauf, dass Saftfasten die Verdauung entlasten und die Aufnahme von Mikronährstoffen verbessern kann. Die wissenschaftlichen Belege für langfristige gesundheitliche Vorteile sind jedoch begrenzt.

Vorteile:

- Versorgt den Körper mit Vitaminen und Mineralstoffen.
- Unterstützt die Reinigung und Entgiftung des Körpers.
- Leichter durchzuführen als vollständiges Fasten, da Säfte einige Kalorien liefern.

Herausforderungen:

- Säfte können einen hohen Fruchtzuckergehalt haben, was den Blutzuckerspiegel beeinflussen kann.
- Mangel an Proteinen und Fetten: Langfristiges Saftfasten kann zu Nährstoffmängeln führen.

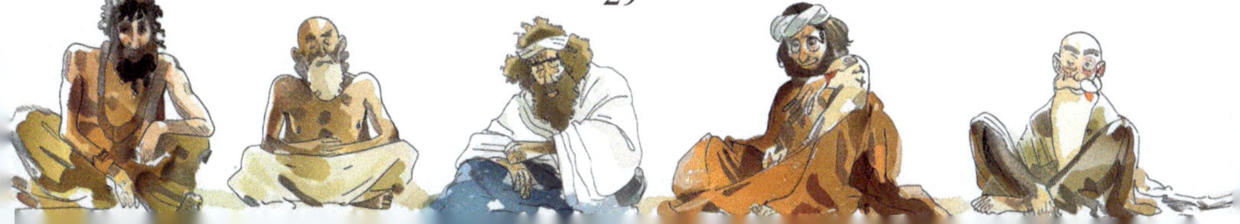

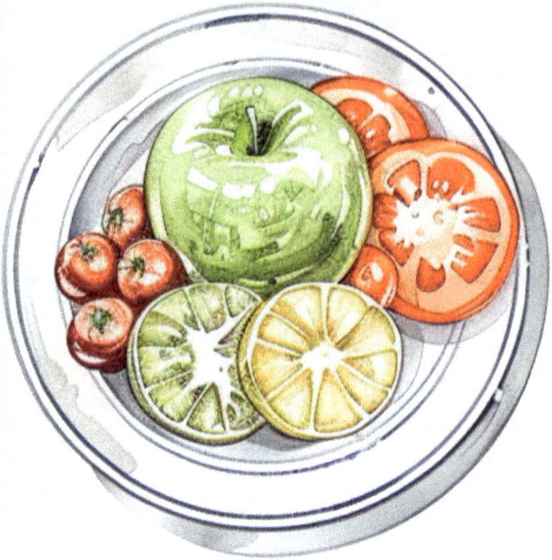
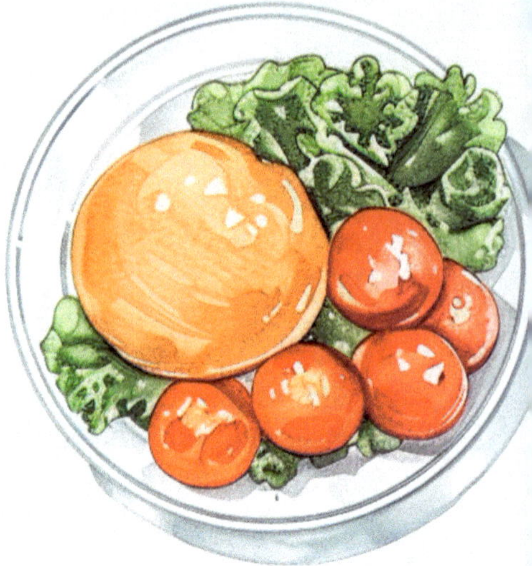
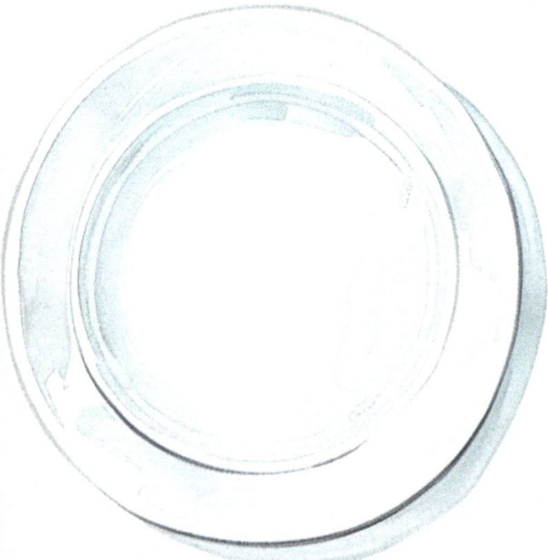
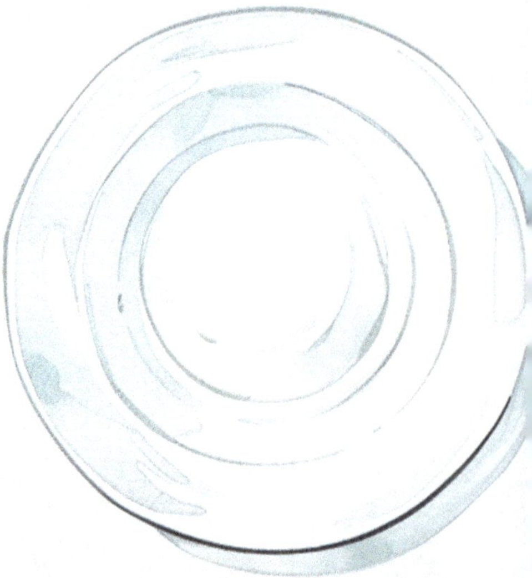

Alternierendes Fasten

Beim alternierenden Fasten wechseln sich Tage mit normaler Nahrungsaufnahme (als Richtlinie etwa 2.000 Kalorien für Frauen und 2.500 Kalorien für Männer) und Tage mit stark reduzierter Kalorienzufuhr (etwa 500 Kalorien) ab.

Alternierendes Fasten hat sich als effektiv für Gewichtsverlust und Verbesserung der metabolischen Gesundheit erwiesen. Eine gute metabolische Gesundheit bedeutet, dass der Körper in der Lage ist, den Blutzuckerspiegel stabil zu halten, einen stabilen und gesunden Blutdruck, chronisch niedrige Entzündungswerte und viele andere Werte, die auf einen reibungslosen Stoffwechselprozess hinweisen.

Vorteile:

- Hilft beim Abnehmen und der Fettverbrennung.
- Verbesserte Herzgesundheit: Kann kardiovaskuläre Risikofaktoren verbessern.
- Einfach in den Alltag zu integrieren, da jeden zweiten Tag normal gegessen wird.

Herausforderungen:

- Hunger an Fastentagen, kann besonders zu Beginn schwierig sein.
- Gefahr, an normalen Tagen zu viel zu essen.

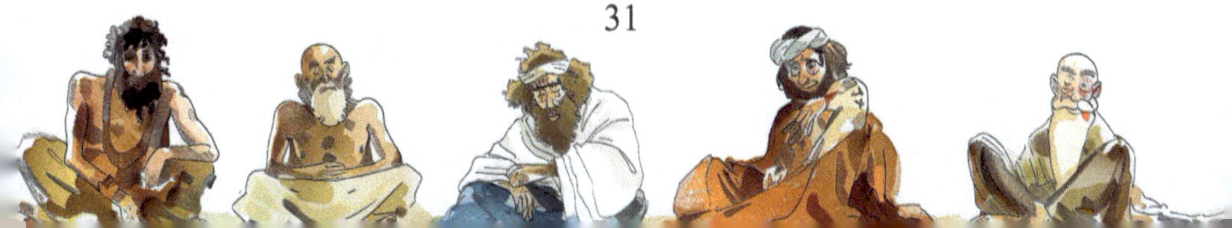

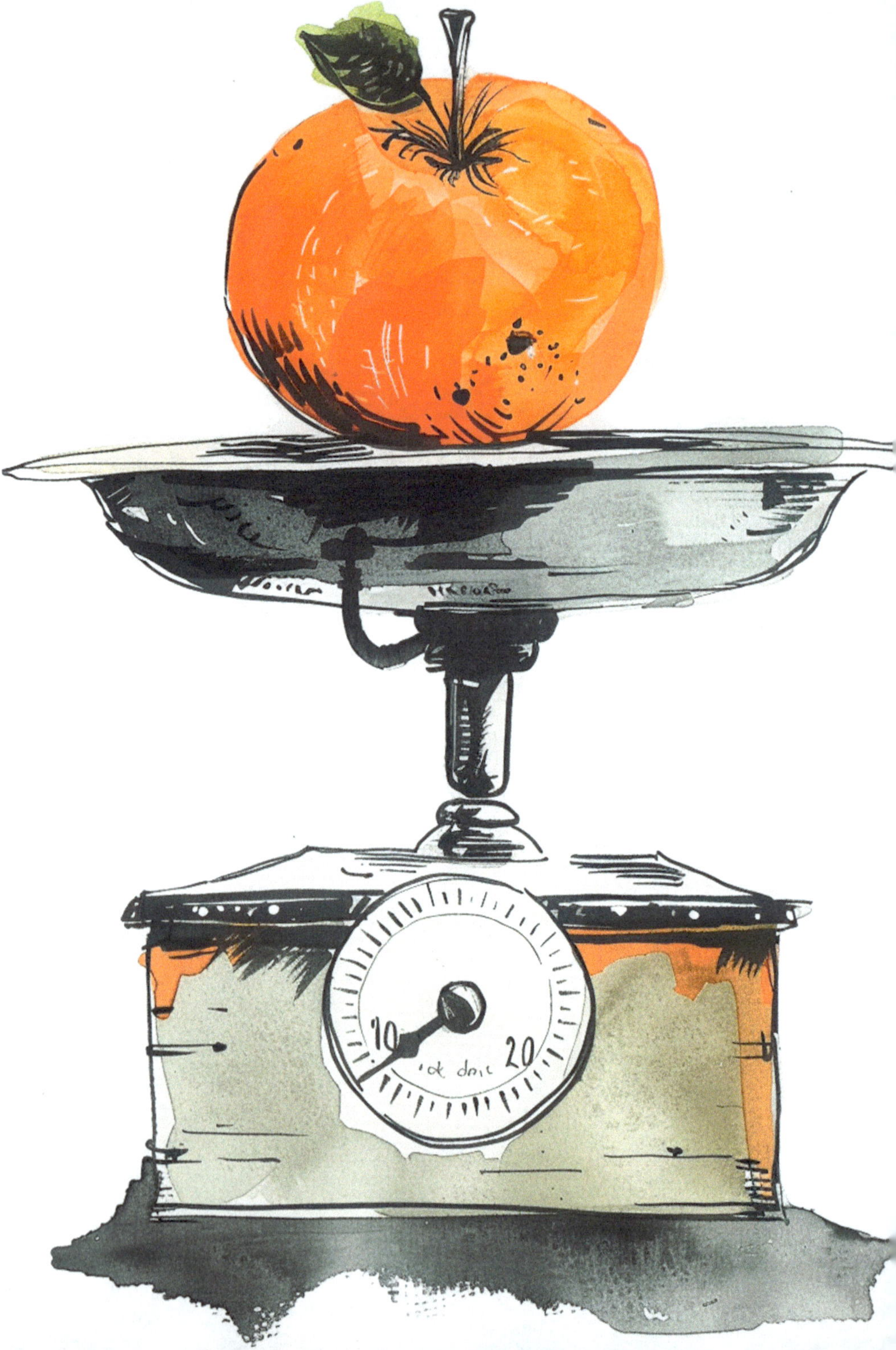
10
20

Teilfasten (Kalorienrestriktion)

Beim Teilfasten wird die tägliche Kalorienzufuhr reduziert, ohne auf feste Nahrung komplett zu verzichten. Typischerweise werden etwa 500-800 Kalorien pro Tag konsumiert.

Teilfasten ist eine effektive Methode zur Gewichtsreduktion und trägt zur Verbesserung der metabolischen Gesundheit bei. Es wird als sicher und langfristig durchführbar angesehen.

Vorteile:

- Kann über längere Zeiträume hinweg durchgeführt werden.
- Erlaubt die Aufnahme von Nährstoffen durch feste Nahrung.
- Fördert langsamen und stetigen Gewichtsverlust.

Herausforderungen:

- Erfordert genaue Kontrolle der Kalorienzufuhr.
- Kann trotz reduzierter Kalorienzufuhr zu Hungergefühlen führen.

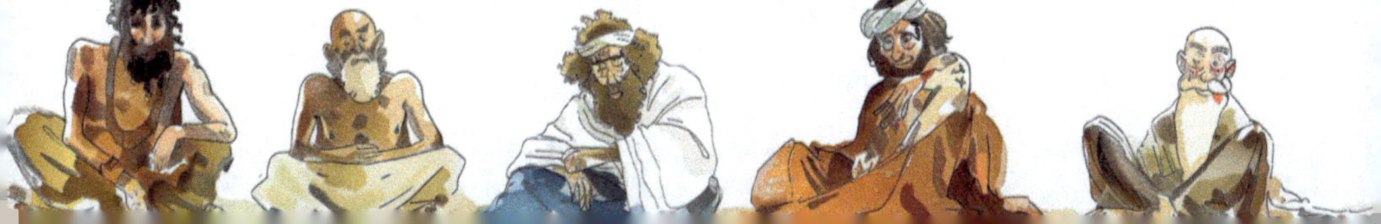

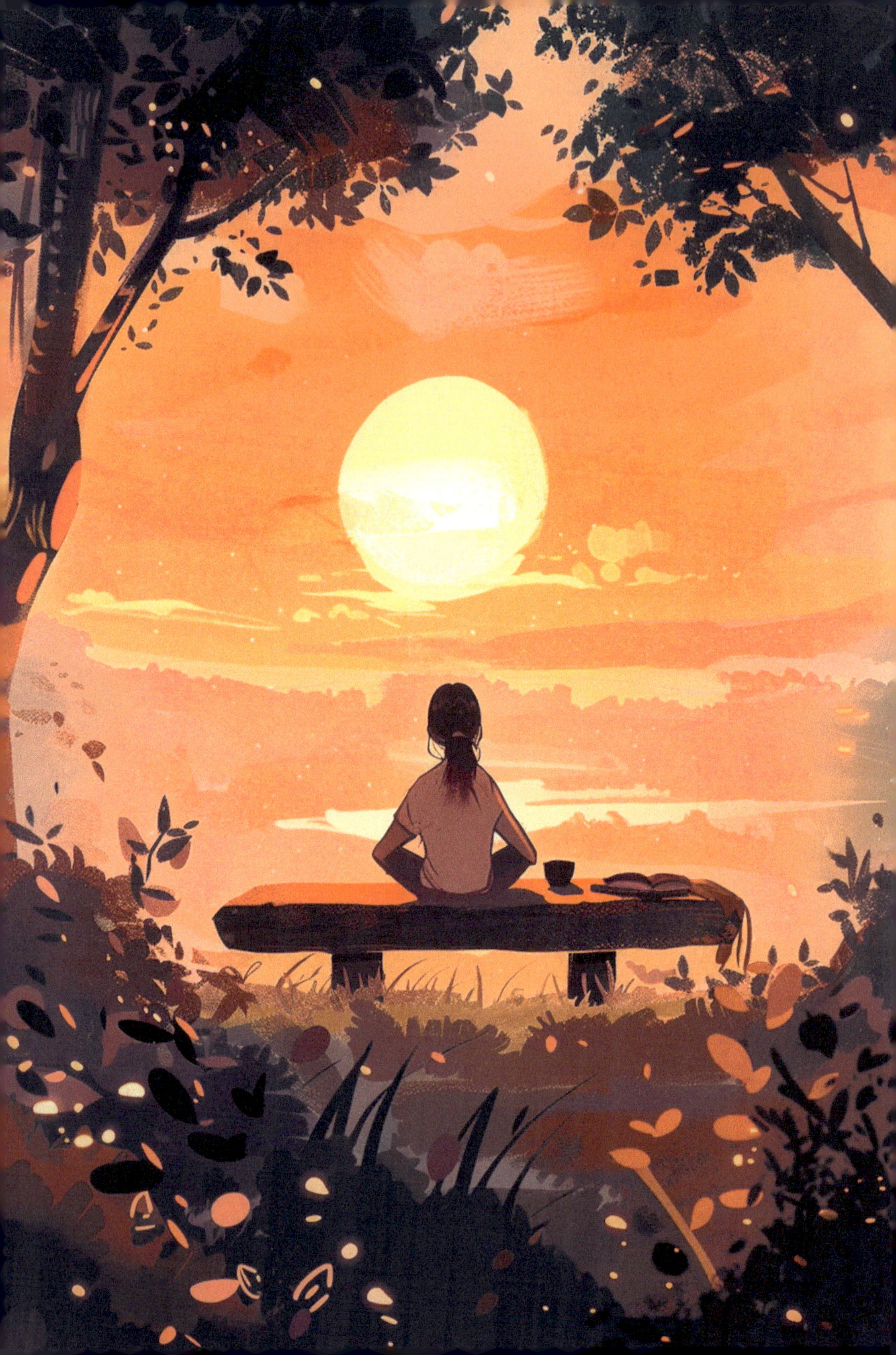

Dinner-Cancelling

Dinner-Cancelling bedeutet, dass das Abendessen ausgelassen wird und die letzte Mahlzeit des Tages am frühen Nachmittag eingenommen wird. Dies führt zu einer längeren nächtlichen Fastenperiode.

Es wurde festgestellt, dass es die nächtliche zellulären Selbstreinigungsprozess (Autophagie) fördert und die allgemeine Regeneration des Körpers unterstützt.

Vorteile:

- Längere Fastenperioden in der Nacht können die Zellreparatur und die Regeneration fördern.
- Kann die Schlafqualität verbessern, da der Körper nicht mit der Verdauung beschäftigt ist.
- Unterstützt die Gewichtsreduktion durch reduzierte Kalorienaufnahme und längere Fastenzeiten.

Herausforderungen:

- Es kann schwierig sein, in soziale Essgewohnheiten integriert zu werden, besonders bei Abendessen mit Familie oder Freunden.
- Es kann anfangs schwierig sein, den Hunger am Abend zu kontrollieren.

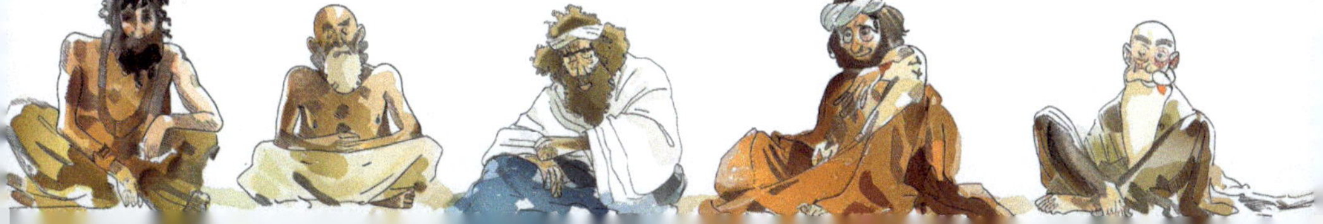

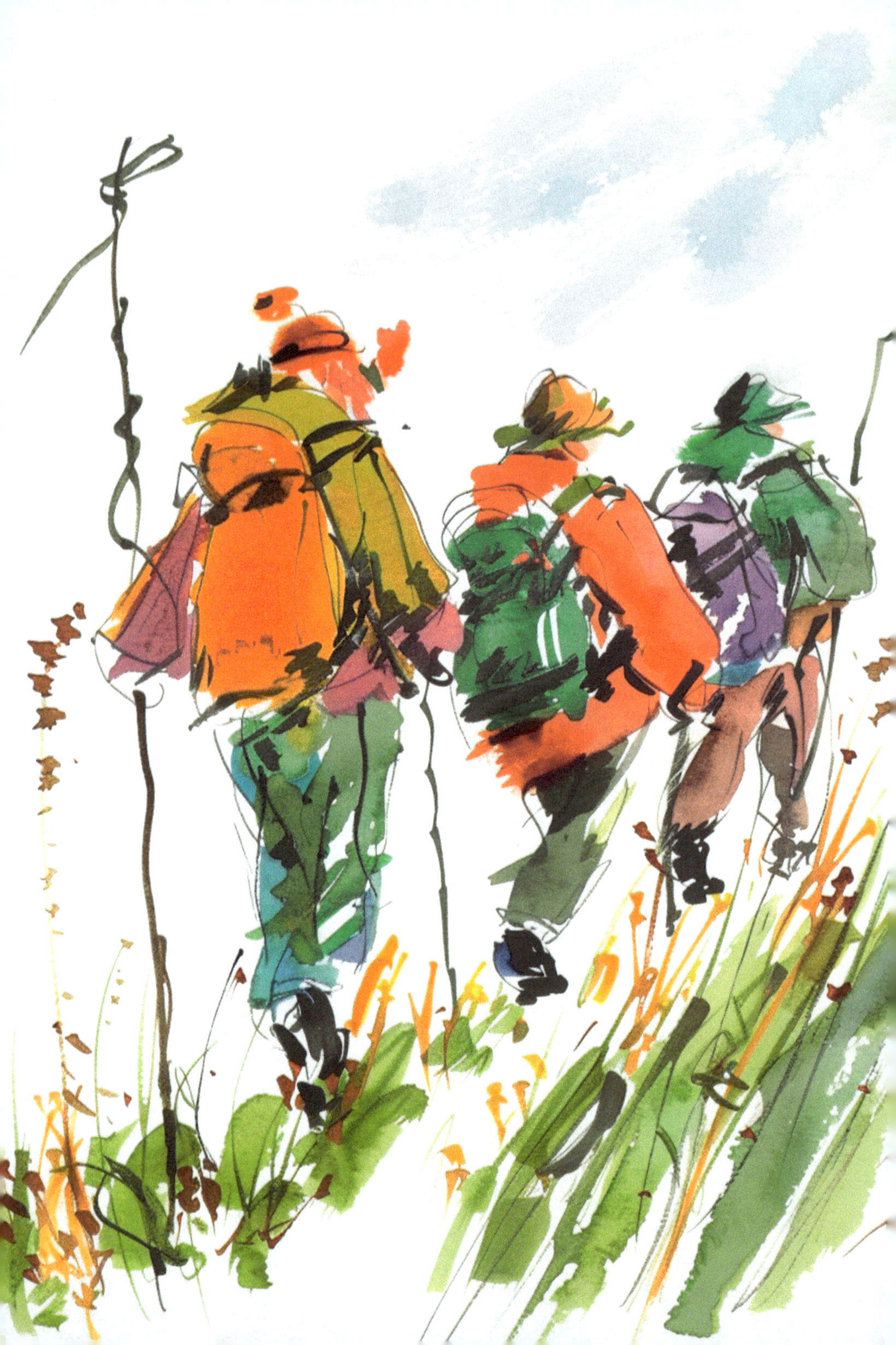

Fastenwandern

Fastenwandern ist eine besonders ganzheitliche Methode, die nicht nur auf physischer, sondern auch auf emotionaler und spiritueller Ebene wirkt. Es bietet die Möglichkeit, sich von alltäglichen Stressoren zu lösen und eine tiefere Verbindung zur Natur und zu sich selbst zu finden.

Es gibt viele Angebote, bei denen man sich angeleiteten Gruppen anschließen kann. Das gibt Sicherheit und ein Gefühl von Gemeinsamkeit und Eingebundensein. Ich bin zwar auch schon allein gewandert, bevorzuge aber auf jeden Fall Gesellschaft. Glücklicherweise geht mein Bruder meist gern mit mir mit. Auf meinen ein- bis zweiwöchigen Fastenwanderungen esse ich morgens und über den Tag verteilt zwei bis drei Äpfel und abends eine Portion gebratenes Gemüse. Dazu trinke ich viel Wasser und Tees. Ich wandere täglich etwa fünf bis sechs Stunden und komme dabei etwa 20 Kilometer voran. Weil ich schwere Rucksäcke nicht mag, suche ich mir Strecken, deren Etappenziele gute öffentliche Verkehrsverbindungen zu einem Ausgangspunkt haben, zu dem ich zwischen den Etappen zurückkehren kann. Das ist zum Beispiel der Hermannsweg (Ausgangspunkt Bielefeld) oder der Europawanderweg E1 um Hannover herum. So brauche ich nur das in den Rucksack zu packen, was ich für den Wandertag brauche (Regenzeug, Wasser, Äpfel) und kann den Rest in der Herberge lassen. Mir machen diese Wanderungen sehr viel Spaß, solange ich das richtige Schuhwerk benutze und von Blasen an den Füßen verschont bleibe. Tipp: Je mehr man sich an den ersten Tagen schont, umso weiter kommt man!

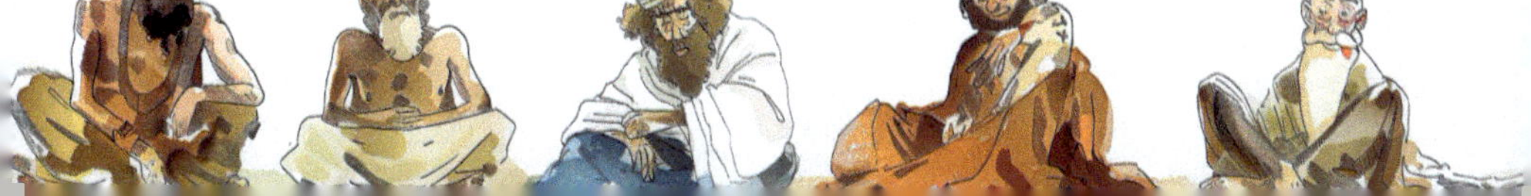

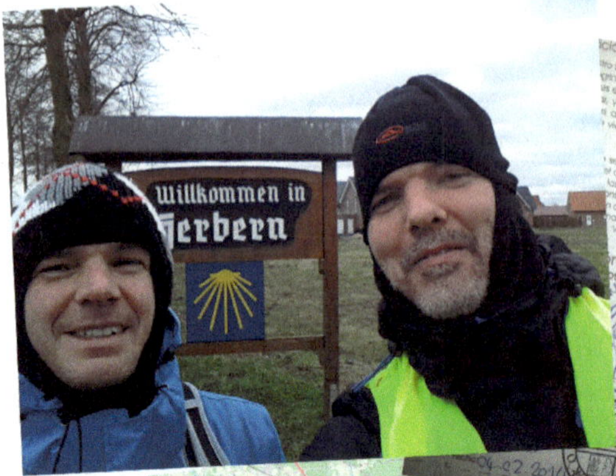
Willkommen in

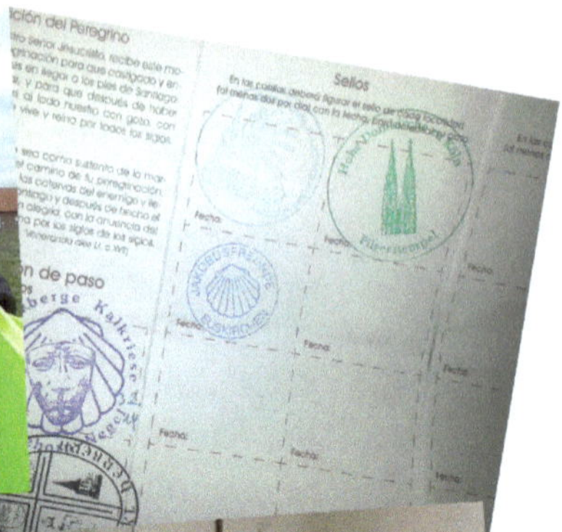
Sellos
de paso

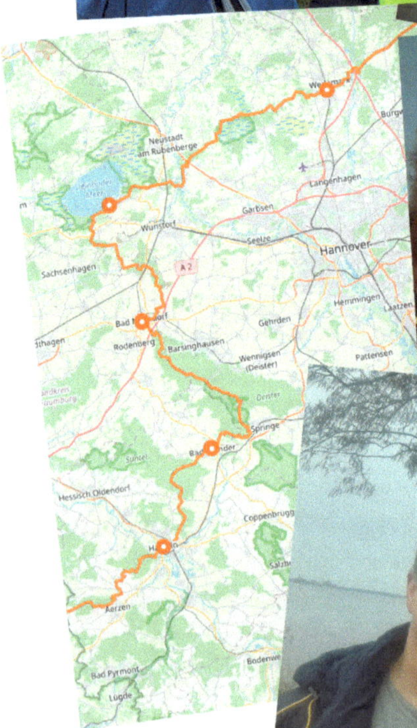
Neustadt am Rübenberge
Langenhagen
Garbsen
Wunstorf
Seelze
Hannover
Sachsenhagen
A 2
Rodenberg
Barsinghausen
Gehrden
Hemmingen
Wennigsen (Deister)
Pattensen
Springe
Hessisch Oldendorf
Aerzen
Bad Pyrmont
Lügde

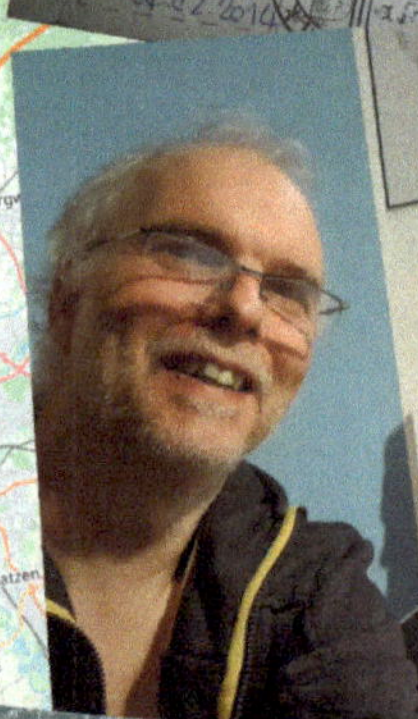

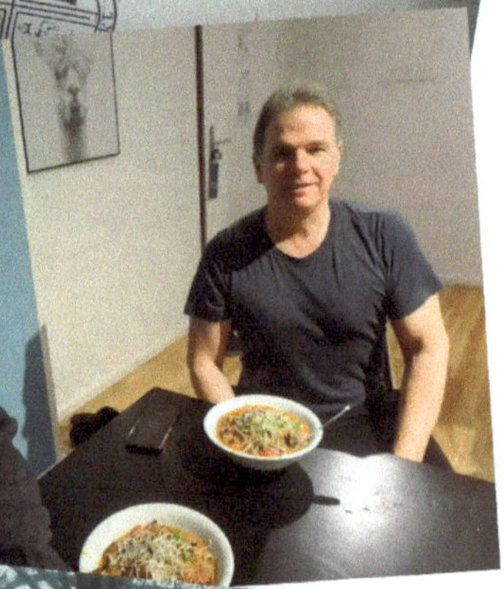

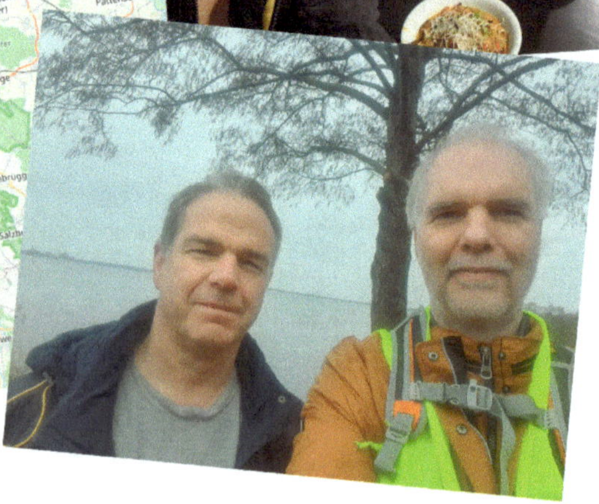

Vorteile:

- Bewegung während des Fastens fördert die Nutzung von Fettreserven als Energiequelle.
- Wandern in der Natur wirkt beruhigend und reduziert Stress.
- Bewegung kann das Hungergefühl reduzieren und die Fastenzeit angenehmer machen.

Herausforderungen:

- Es ist wichtig, auf den Körper zu hören und die Intensität der Wanderung anzupassen, um Überanstrengung zu vermeiden.
- Ausreichend Wasser zu trinken ist essenziell, um Dehydration zu verhindern.

Bilder: Mit meinem Bruder Thomas auf dem Jakobsweg (fastenpilgern) und auf dem E1 (unteres Foto). Karte: E1, Abschnitt Südheide, Hannoversches Bergland, Lipper Bergland und Teutoburger Wald.

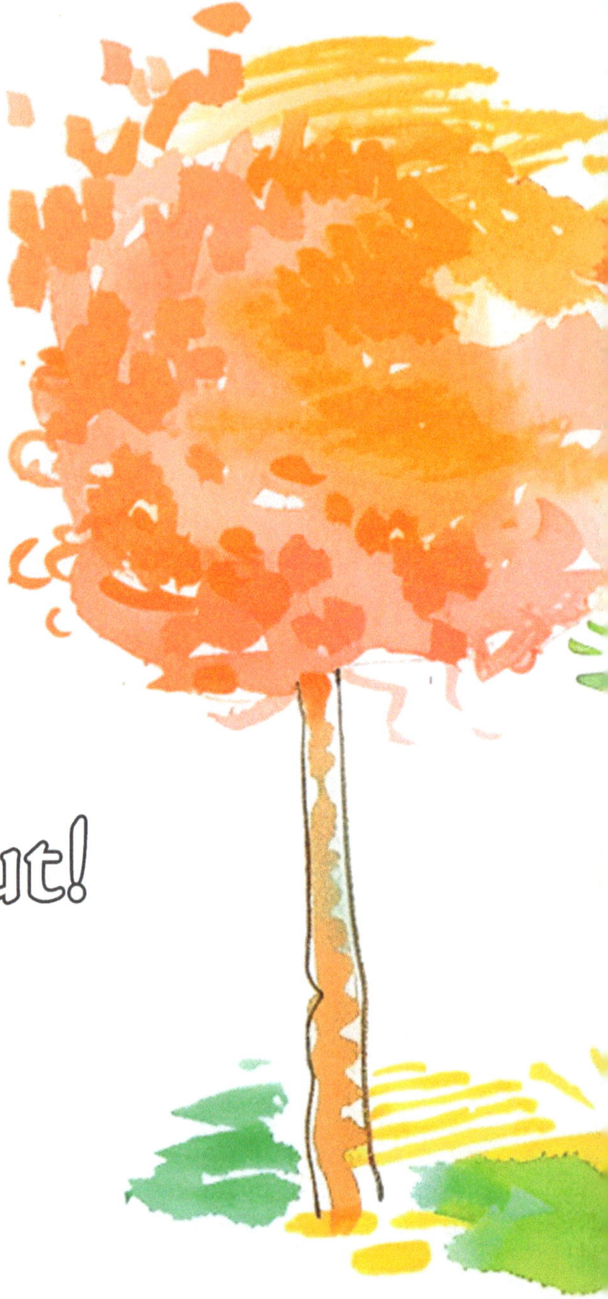

So gut!

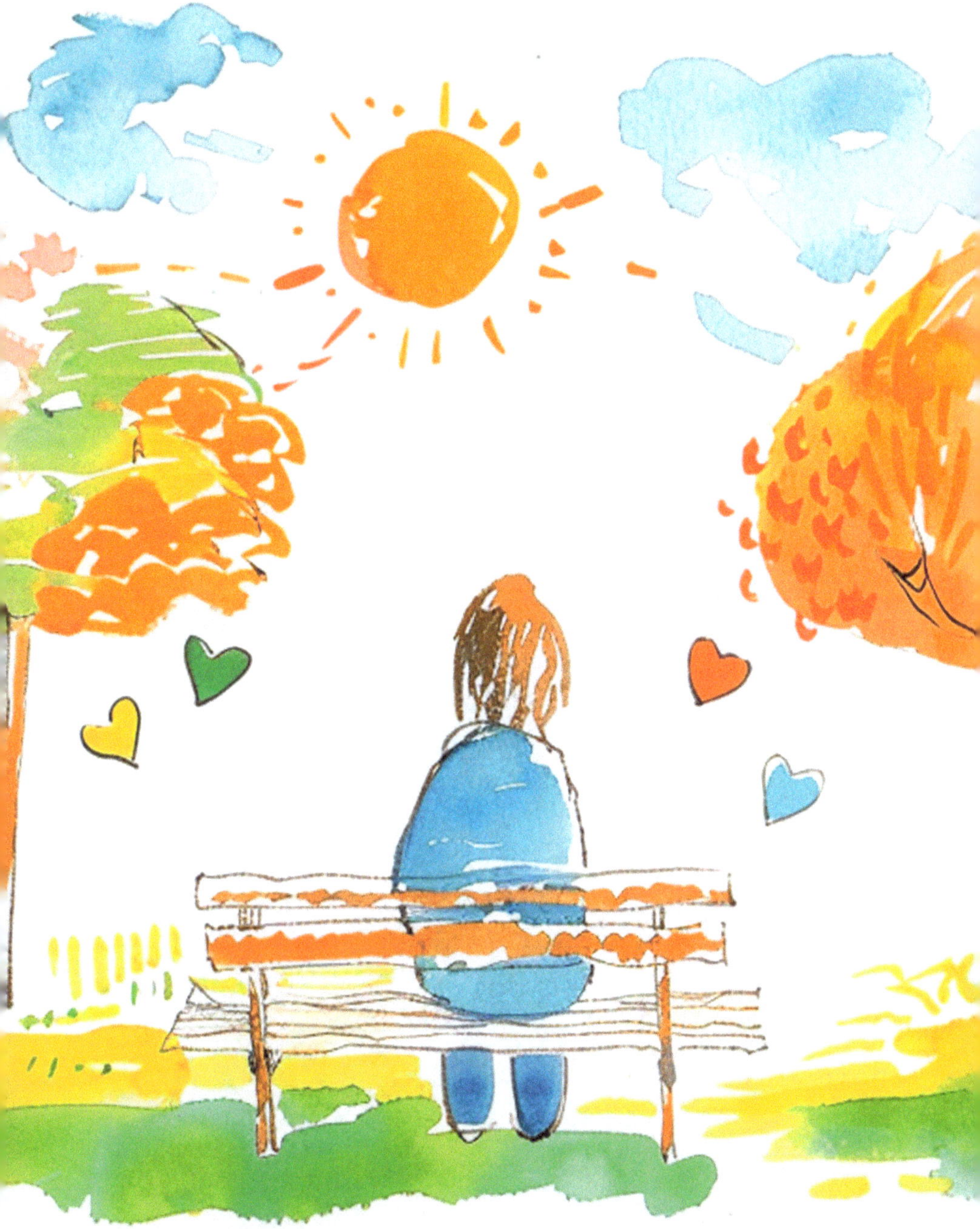

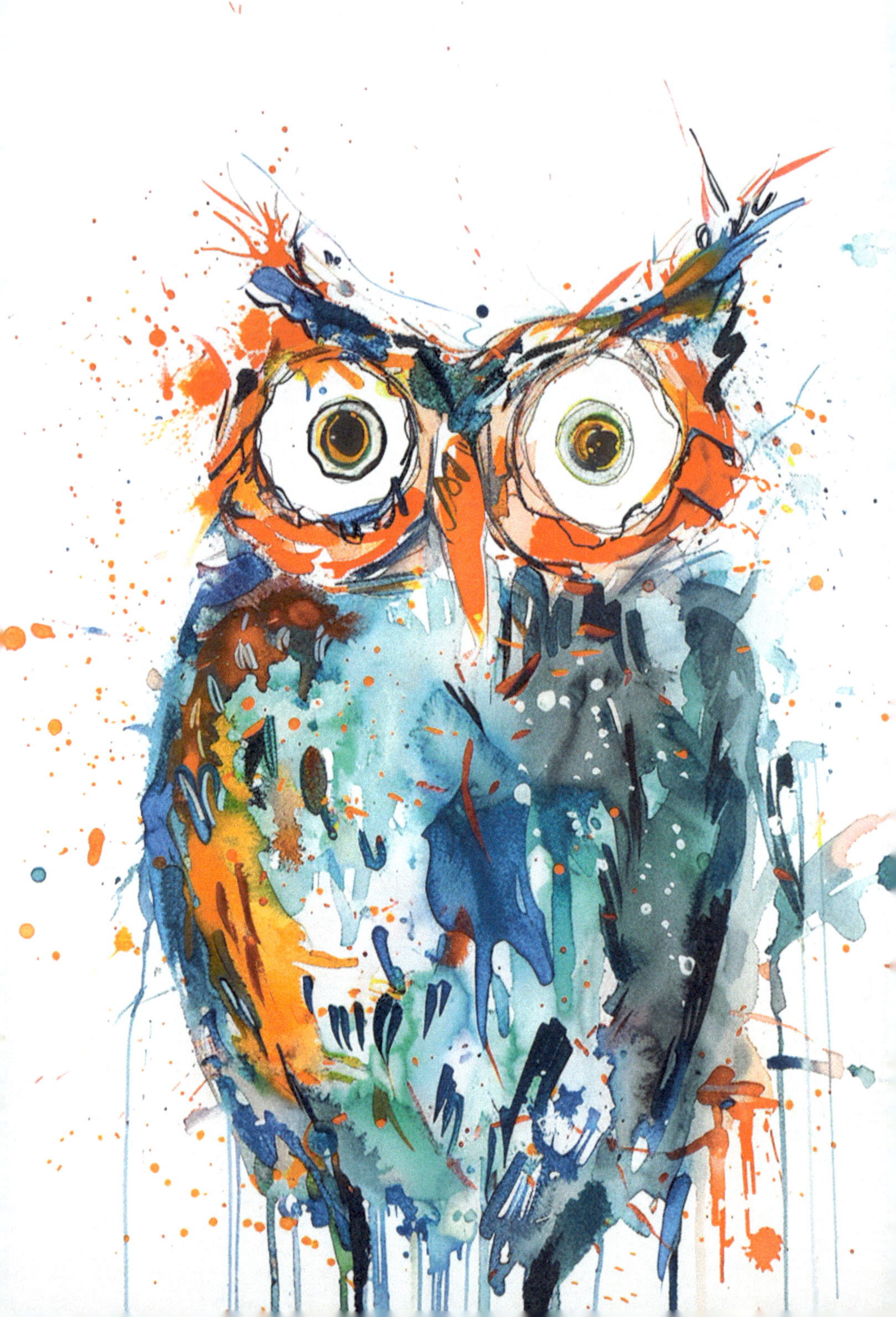

Mentale und emotionale Vorteile des Fastens

Klarheit und Fokus

Verbesserung der kognitiven Funktionen:

Fasten kann zu einer verbesserten geistigen Klarheit und einem schärferen Fokus führen. Während des Fastens wird weniger Energie für die Verdauung benötigt, wodurch mehr Energie für das Gehirn zur Verfügung steht. Dies kann die geistige Leistungsfähigkeit steigern und die Konzentration verbessern.

Wissenschaftliche Erkenntnisse:

Fasten erhöht die Produktion von Gehirn-Derived Neurotrophic Factor (BDNF), einem Protein, das das Wachstum neuer Nervenzellen fördert und die Gehirnfunktion unterstützt. BDNF spielt eine wichtige Rolle bei der Lernfähigkeit und dem Gedächtnis.

Erfahrungen aus der Praxis:

Viele Menschen berichten, dass sie während des Fastens eine größere Klarheit und einen besseren Fokus erleben. Dies kann besonders hilfreich sein für Aufgaben, die tiefes Denken und Konzentration erfordern.

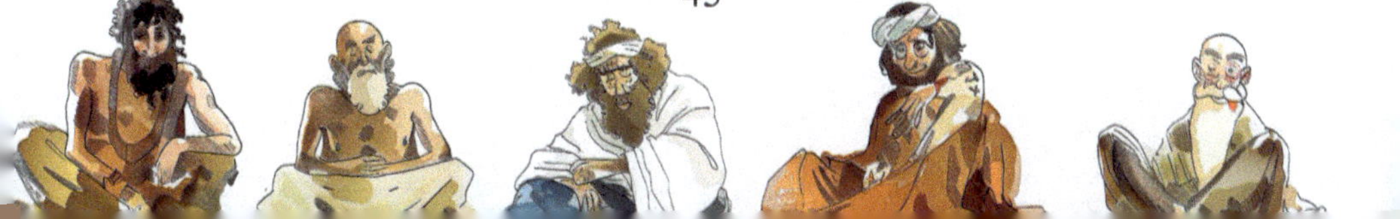

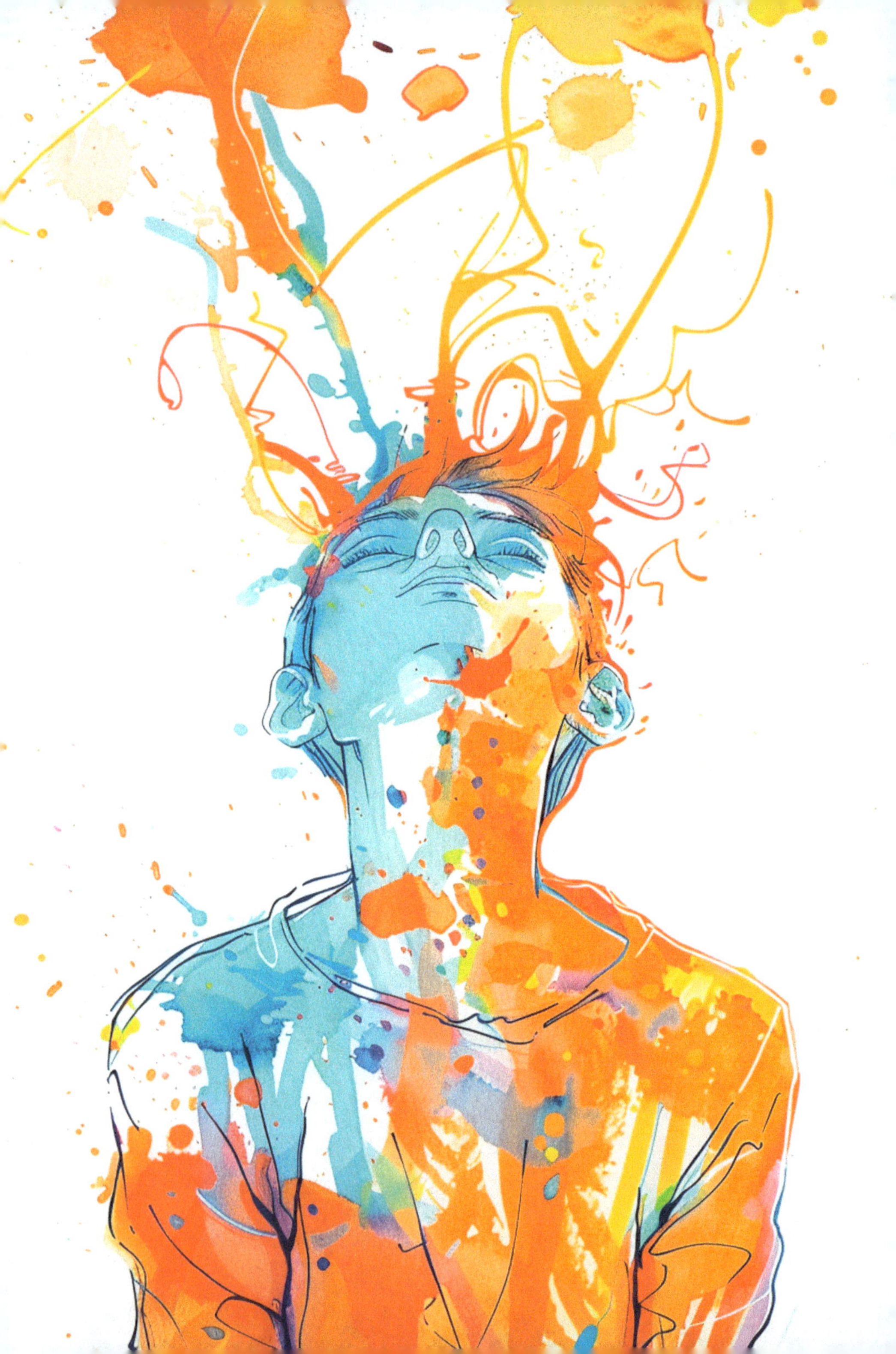

Erhöhte Stressresistenz

Reduktion von Stresshormonen:

Fasten kann die Produktion von Stresshormonen wie Cortisol regulieren. Während chronischer Stress zu einer erhöhten Produktion von Cortisol führt, kann Fasten helfen, die Stressreaktion des Körpers zu normalisieren und den Stresshormonspiegel zu senken.

Förderung der Belastbarkeit (Resilienz):

Indem Fasten einen milden Stressreiz setzt, trainiert es den Körper, besser auf Stress zu reagieren. Dies fördert die Stressresilienz, sodass der Körper in stressigen Situationen ruhiger und gelassener reagieren kann. Er ist besser in der Lage, sich an Stressoren anzupassen und diese zu bewältigen.

Erfahrungen aus der Praxis:

Viele Menschen berichten, dass sie sich nach einer Fastenperiode emotional stabiler und weniger anfällig für Stress fühlen. Das Fasten kann helfen, eine gesündere Stressbewältigung zu entwickeln und das allgemeine Wohlbefinden zu steigern.

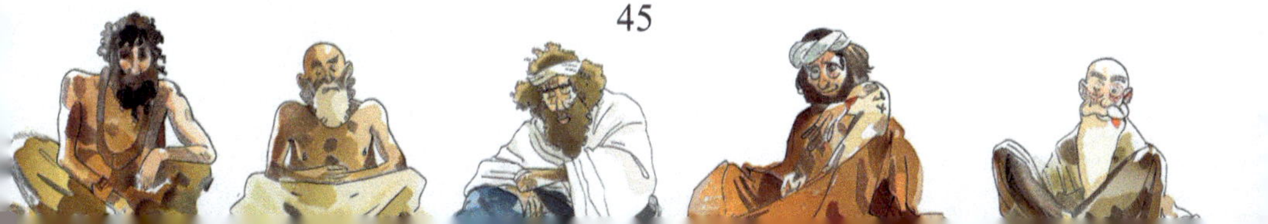

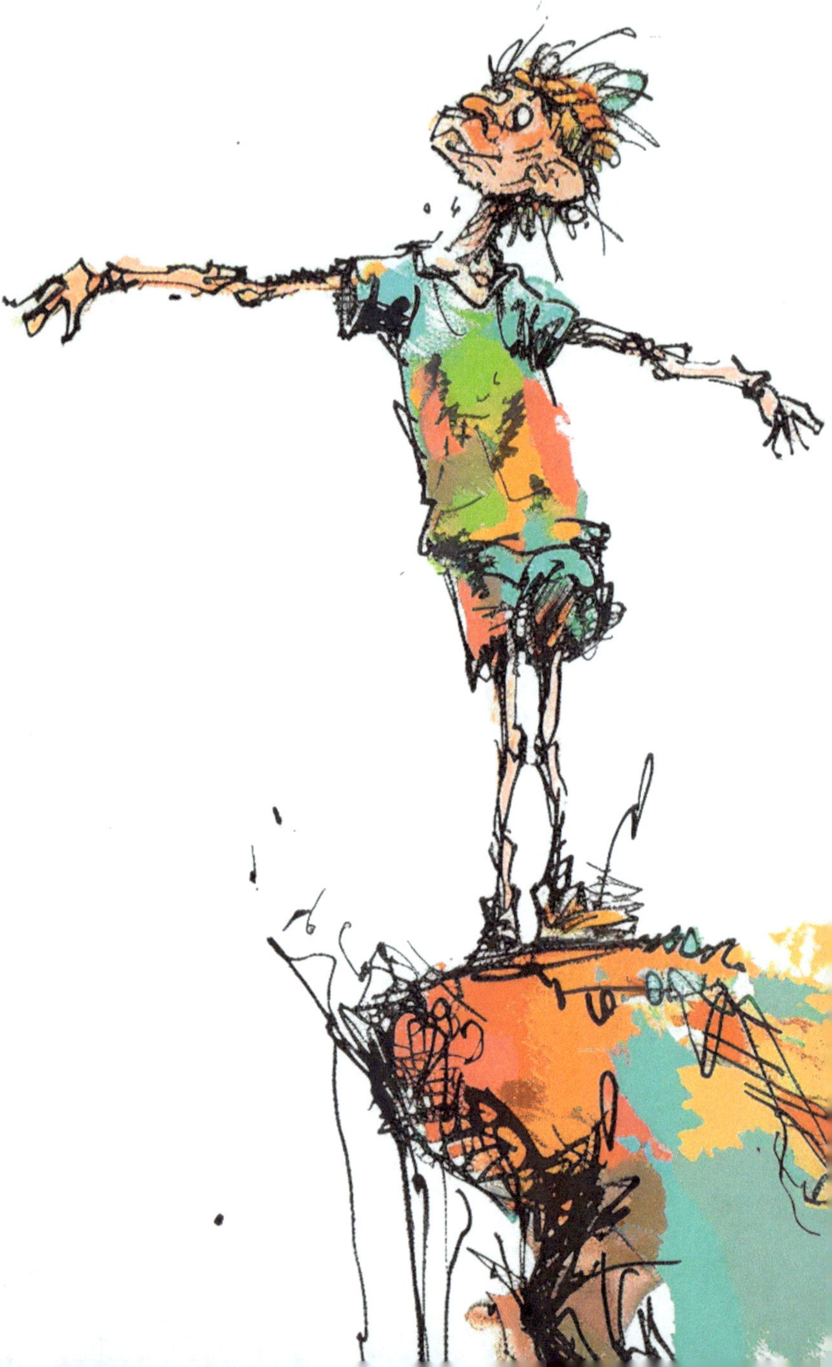

Gefühl der Selbstkontrolle und Selbstdisziplin

Stärkung der Willenskraft:

Fasten erfordert eine bewusste Entscheidung und das Durchhalten dieser Entscheidung über einen bestimmten Zeitraum. Dies stärkt Selbstkontrolle und Willenskraft, da man lernt, den unmittelbaren Drang nach Nahrung zu überwinden und stattdessen langfristige gesundheitliche Ziele zu verfolgen.

Selbstdisziplin durch Routinen:

Regelmäßiges Fasten hilft, Selbstdisziplin zu entwickeln. Indem man sich an feste Fastenzeiten hält und bewusste Entscheidungen über das Essen trifft, stärkt man seine Fähigkeit, Routinen einzuhalten und diszipliniert zu bleiben.

Emotionale Befriedigung:

Das erfolgreiche Durchführen einer Fastenperiode kann ein starkes Gefühl der Zufriedenheit und des Stolzes hervorrufen. Es zeigt, dass man in der Lage ist, Herausforderungen zu meistern und seine eigenen Ziele zu erreichen.

Erfahrungen aus der Praxis:

Viele Menschen berichten, dass sie nach einer erfolgreichen Fastenperiode ein gestärktes Selbstbewusstsein und ein größeres Gefühl der Selbstwirksamkeit erleben. Dies kann sich positiv auf andere Lebensbereiche auswirken und zu einer allgemein besseren Lebensqualität beitragen.

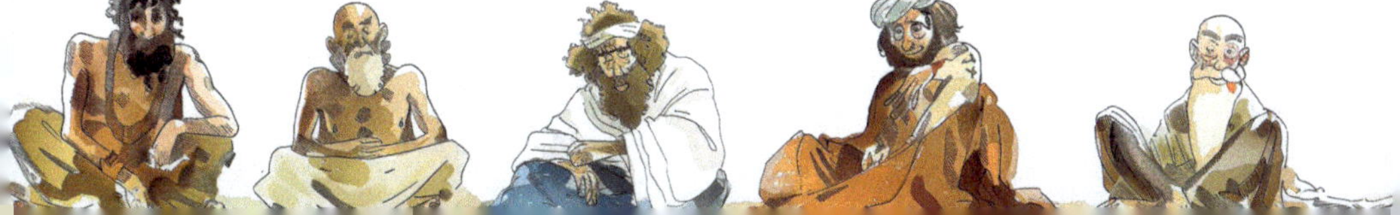

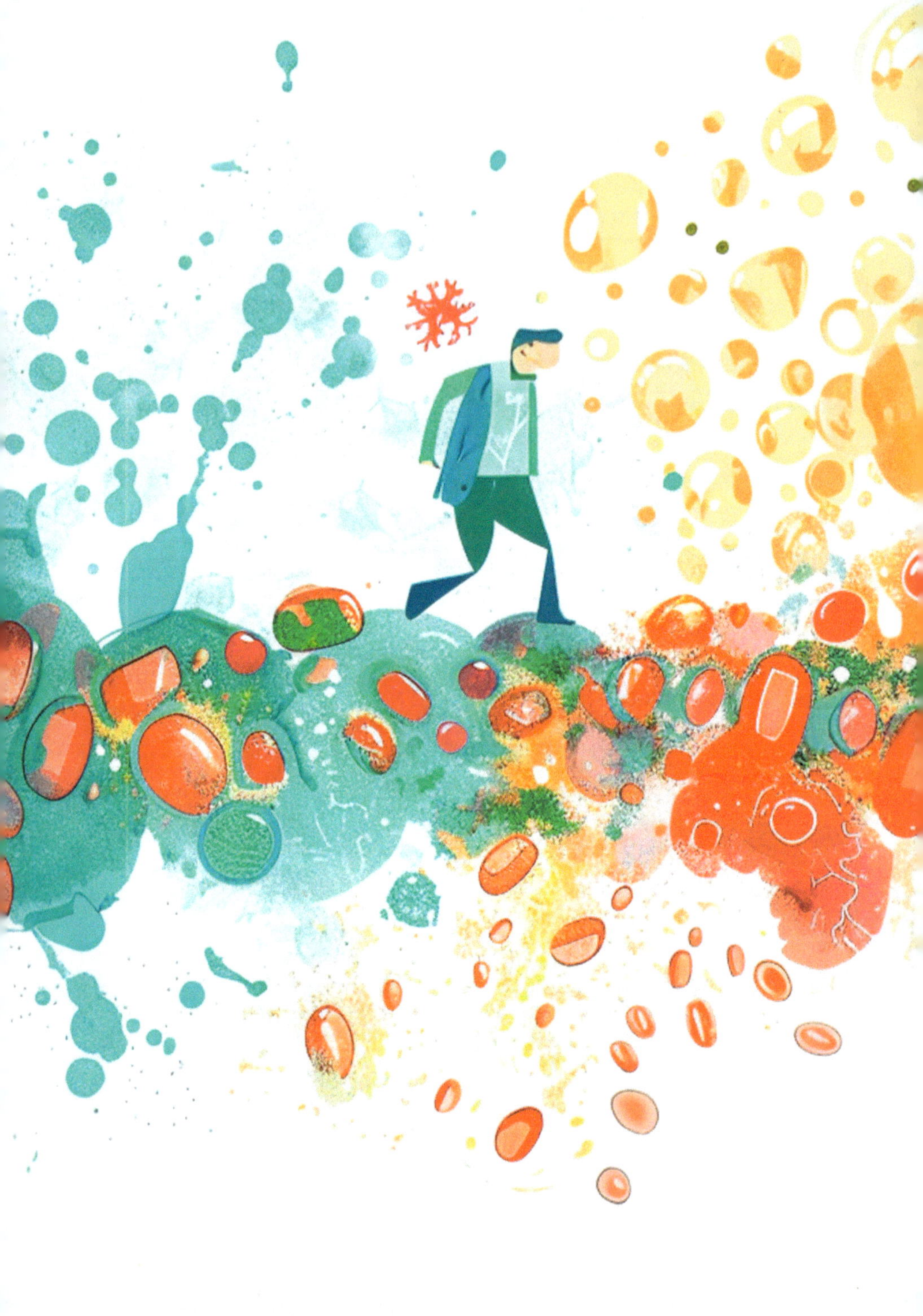

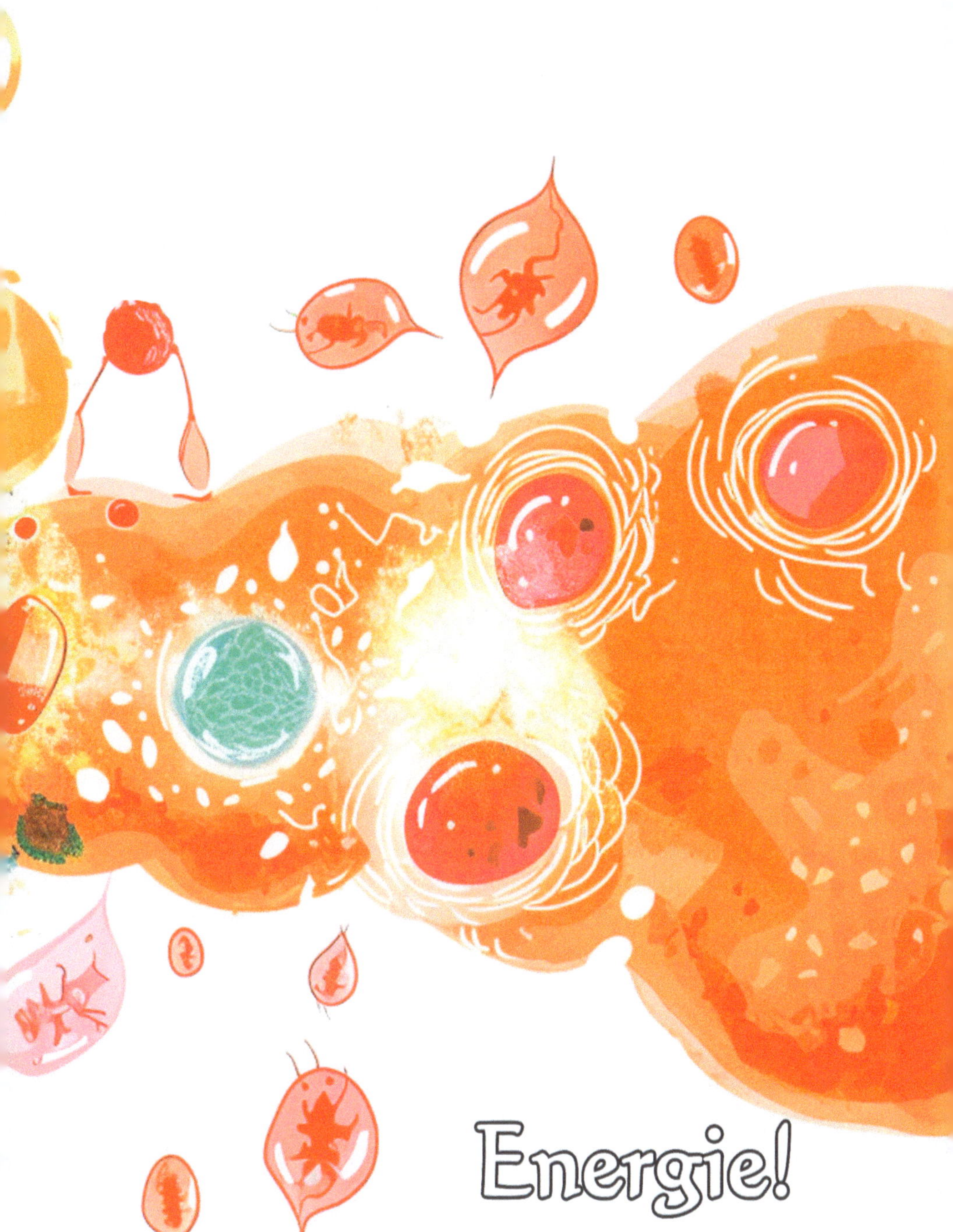
Energie!

Die Medizin des Fastens

Was passiert im Körper, wenn er fastet?

Erste Phase: Glukoseabbau (1. Tag)

In den ersten 24 Stunden des Fastens nutzt der Körper seine gespeicherten Glukosevorräte, hauptsächlich aus der Leber und den Muskeln. Diese Phase ist gekennzeichnet durch:

- Nährstoffrückgang: Obwohl Nährstoffe wie Vitamine und Mineralien leicht zurückgehen, ist dies in der Regel nicht kritisch für den Körper.
- Hungergefühl: In den ersten Tagen kann das Hungergefühl stark sein, es verschwindet jedoch oft nach zwei bis drei Tagen, wenn der Körper sich an das Fasten gewöhnt (Fastenkrise).

Zweite Phase: Proteine und Lipide (ab 2. Tag)

Nach dem Verbrauch der Glukosespeicher beginnt der Körper, Proteine und Fette zur Energiegewinnung zu nutzen:

- Proteine aus Muskeln: Der Körper wandelt zunächst Muskelproteine in Glukose um, was als Glukoneogenese bezeichnet wird. Diese Phase ist kritisch, da ein zu langer Proteinabbau Muskeln, einschließlich des Herzmuskels, schädigen kann.

- Lipide aus Fett: Parallel dazu beginnt der Körper, Fettreserven zu mobilisieren und in Ketonkörper umzuwandeln, die als alternative Energiequelle dienen.

Dritte Phase: Intensive Fettverbrennung und Ketose (nach etwa 3 Tagen)

In dieser Phase wird der Großteil der Energie aus Fett gewonnen:

- Ketonkörper: Der Körper produziert Ketonkörper, die das Gehirn und andere Organe mit Energie versorgen. Dies führt zu einem charakteristischen Geruch, da die Säuren aus dem Blut entfernt werden müssen.
- Entgiftung: Ab dem dritten Tag beginnt der Körper, intensiver zu entgiften. Dies kann dazu führen, dass sich bestehende Krankheiten in der sogenannten Fastenkrise bemerkbar machen.
- Hormonausschüttung: Fasten erhöht die Produktion von Endorphinen und Serotonin, was zu einem natürlichen Hochgefühl führt. Dieses "Fastenhoch" ist ein Zeichen dafür, dass der Körper in einen Zustand des Wohlbefindens übergeht.

Entscheidend und kritisch: Die Zweite Phase des Fastens

Während der zweiten Phase des Fastens, die nach den ersten 24 bis 48 Stunden beginnt, schaltet der Körper von der Nutzung von Glukose als Hauptenergiequelle auf die Nutzung von Proteinen und Lipiden (Fetten) um. Diese Phase ist entscheidend, um sicherzustellen, dass der Körper effizient Fettreserven mobilisiert und gleichzeitig den Abbau von Muskelproteinen minimiert. Wie werden Schädigungen durch Proteinabbau verhindert und die Fettmobilisierung unterstützt?

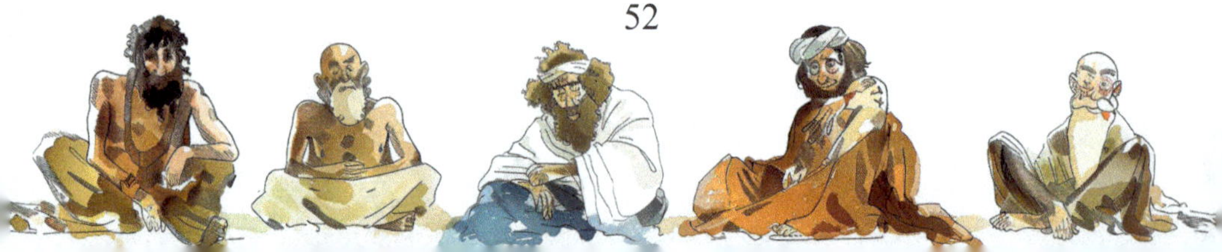

Vermeidung von Schädigungen durch Proteinabbau

- Ausreichende Hydratation: Trinken Sie viel Wasser: Eine ausreichende Flüssigkeitszufuhr hilft, den Stoffwechsel aufrechtzuerhalten und die Entgiftungsprozesse zu unterstützen. Hydratation ist entscheidend, um den Proteinabbau zu reduzieren und die Nierenfunktion zu unterstützen.
- Moderate körperliche Aktivität: Leichte Übungen: Sanfte Bewegungen wie Gehen, Yoga oder Dehnen können den Muskelabbau reduzieren, indem sie die Durchblutung verbessern und den Körper aktiv halten, ohne übermäßigen Stress zu verursachen. Vermeiden Sie anstrengende Übungen: Intensive körperliche Aktivität kann den Proteinabbau verstärken und den Körper unnötig belasten.
- Das Trinken von Knochenbrühe kann helfen, den Körper mit wichtigen Nährstoffen und Aminosäuren zu versorgen, die den Proteinabbau minimieren. Elektrolytlösungen oder Supplemente können helfen, das Gleichgewicht der Mineralstoffe aufrechtzuerhalten und Muskelkrämpfe zu vermeiden.
- Unterstützende Nahrungsergänzung. Aminosäuren: Nahrungsergänzungsmittel wie verzweigtkettige Aminosäuren (BCAAs) können dazu beitragen, den Muskelabbau zu verringern und die Muskelmasse zu erhalten.

Unterstützung der Fettmobilisierung

- Ketogene Ernährung vor dem Fasten, die die Ketose einleitet: Eine ketogene Diät, die reich an Fetten und arm an Kohlenhydraten ist, kann den Körper bereits vor dem Fasten in einen Zustand der Ketose versetzen, in dem er Fett anstelle von Glukose als Hauptenergiequelle nutzt. Dies erleichtert den Übergang während des Fastens. Eine ketogene Diät beinhaltet hauptsächlich Fettquellen (Avocados, Olivenöl, Kokosöl, Butter, fetter Fisch wie Lachs und Makrele, Nüsse und Samen wie Chiasamen und Leinsamen), Proteinquellen (Fleisch, Fisch, Eier und fettreiche Milchprodukte wie Käse, Sahne oder griechischer Joghurt) und Kohlenhydratarme Lebensmittel (Blattgemüse wie Spinat und Grünkohl, kohlenhydratarmes Gemüse wie Brokkoli, Blumenkohl oder Zucchini und Beeren in kleinen Mengen, z. B. Erdbeeren oder Himbeeren).

- Intermittierendes Fasten: Durch intermittierendes Fasten vor einer längeren Fastenkur kann der Körper besser auf die Nutzung von Fettreserven vorbereitet werden. Diese Praxis trainiert den Stoffwechsel darauf, effizienter auf Fett zurückzugreifen.
- Natürliche Fettverbrenner Grüner Tee und Kaffee: Der Verzehr von grünem Tee oder schwarzem Kaffee (ohne Zucker oder Milch) kann die Fettverbrennung unterstützen. Diese Getränke enthalten Koffein und Antioxidantien, die den Stoffwechsel anregen und die Fettmobilisierung fördern.
- Unterstützung durch leichte Ausdauerübungen: Moderate körperliche Aktivitäten wie zügiges Gehen (Fastenwandern!) oder leichtes Joggen können die Fettverbrennung ankurbeln, ohne den Körper zu sehr zu belasten.
- Keine schnellen Kohlenhydrate: Vermeiden Sie während der Fastenzeit den Verzehr von Kohlenhydraten, da diese den Körper aus der Ketose bringt und die Fettverbrennung hemmt.

Die zweite Phase des Fastens ist entscheidend für die Mobilisierung von Fettreserven und die Minimierung des Proteinabbaus. Durch gezielte Maßnahmen wie ausreichende Hydratation, moderate körperliche Aktivität, den Verzehr von Brühe oder Elektrolyten und die Unterstützung durch natürliche Fettverbrenner können Sie sicherstellen, dass Ihr Körper effizient Fett als Energiequelle nutzt. Eine gute Vorbereitung durch ketogene Ernährung und intermittierendes Fasten kann den Übergang erleichtern und den Erfolg Ihrer Fastenkur unterstützen. Indem Sie diese Strategien anwenden, können Sie die gesundheitlichen Vorteile des Fastens maximieren und unerwünschte Nebenwirkungen minimieren.

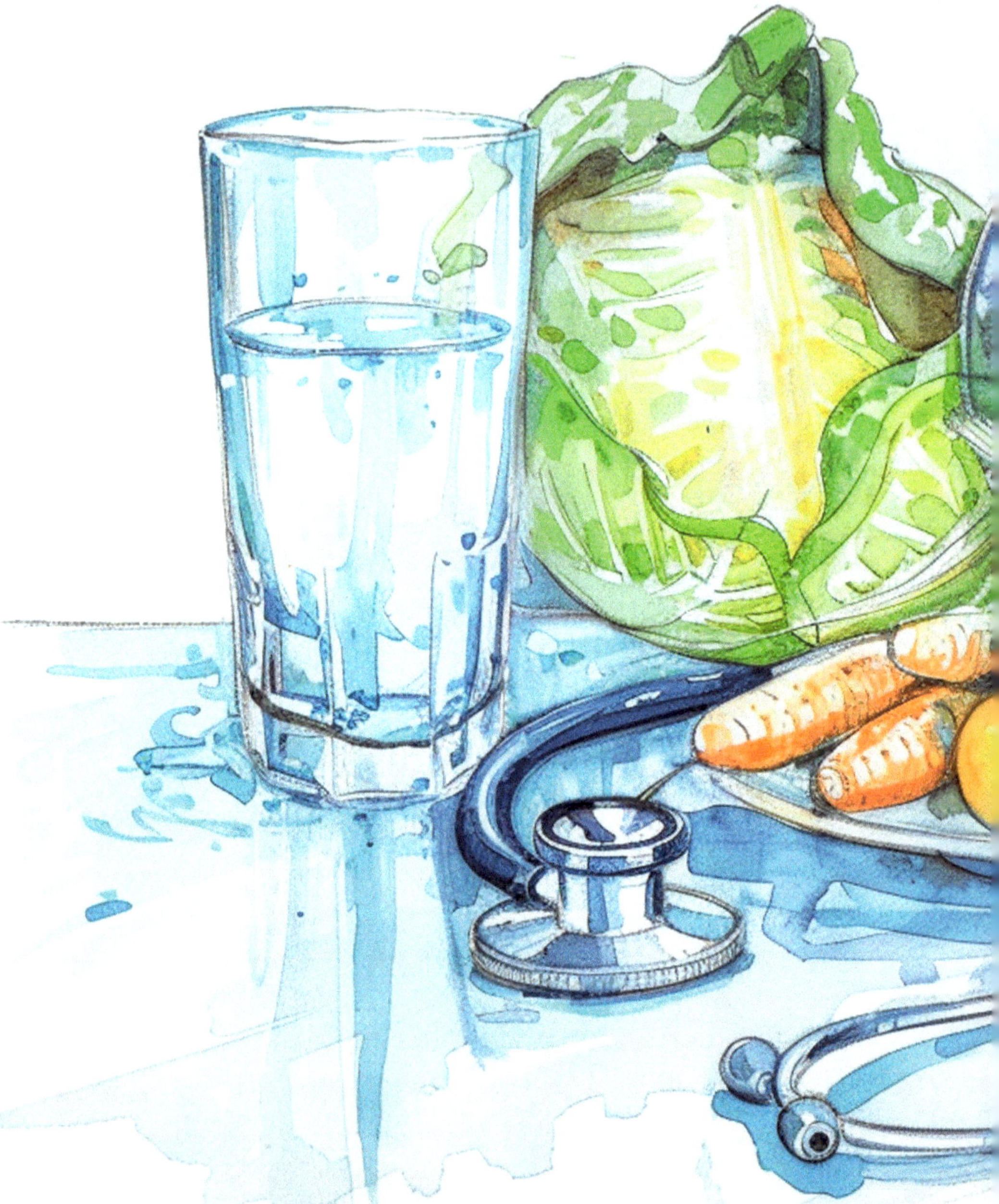

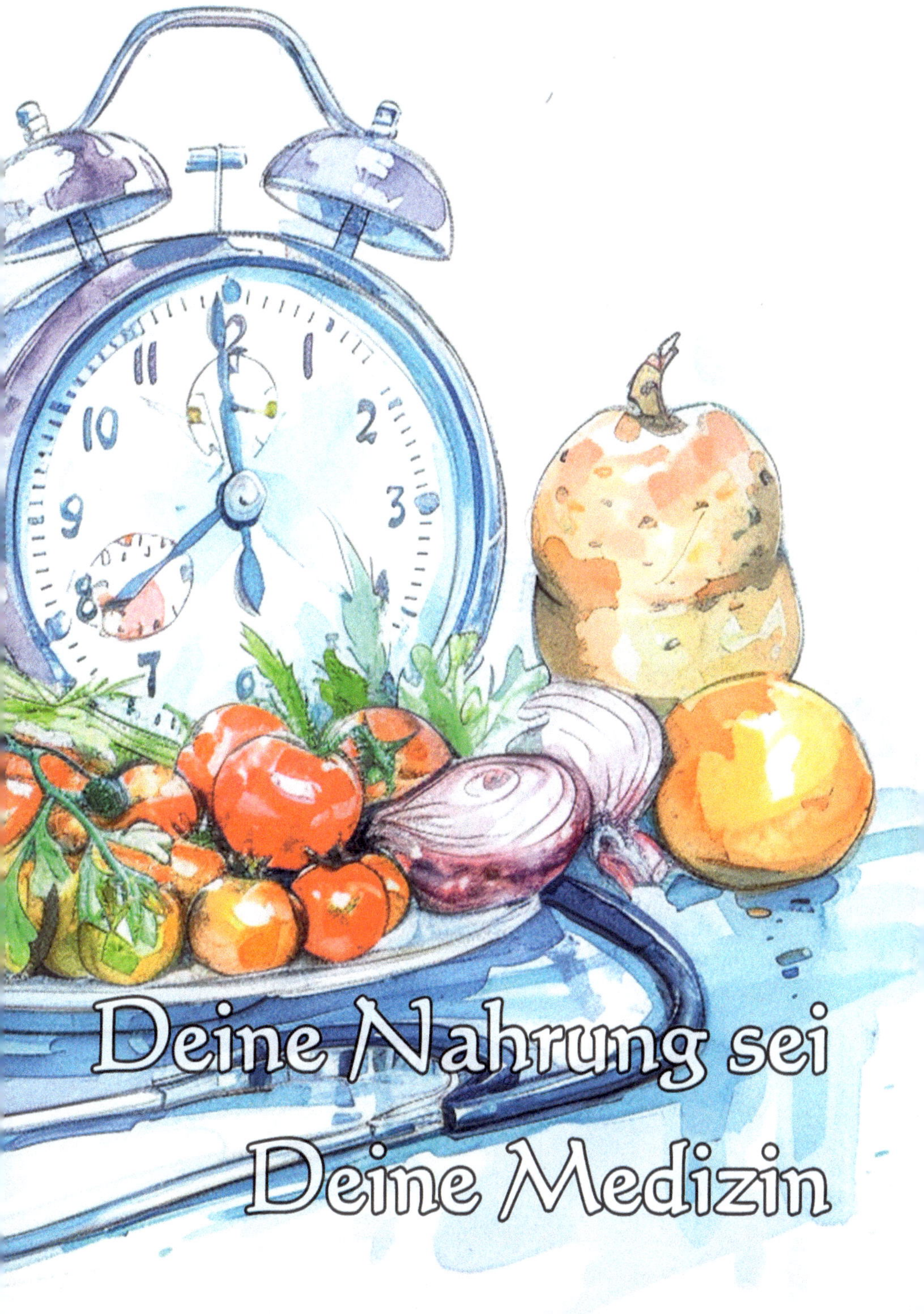
Deine Nahrung sei
Deine Medizin

Fasten als Medizin

In den letzten Jahrzehnten hat das Interesse an den gesundheitlichen Vorteilen des Fastens enorm zugenommen. Was einst als religiöse oder spirituelle Praxis begann, wird heute zunehmend von der modernen Medizin und Wissenschaft anerkannt und erforscht. Fasten hat sich als wirksame Methode zur Prävention und Behandlung einer Vielzahl von Krankheiten erwiesen. Es bietet nicht nur eine Möglichkeit, die Symptome zu lindern, sondern auch die zugrunde liegenden Ursachen vieler chronischer Krankheiten anzugehen.

Fasten als Therapie zur Reduktion von Übergewicht und damit verbundenen Gesundheitsrisiken

Übergewicht und Adipositas sind globale Gesundheitsprobleme, die mit einer Vielzahl von ernsthaften gesundheitlichen Risiken verbunden sind. Die steigende Häufigkeit von Übergewicht hat zu einer erhöhten Belastung der Gesundheitssysteme weltweit geführt. Als Messwert hat sich hier der Body Mass Index (BMI) bewährt. Er ergibt sich aus dem Körpergewicht in Kilogramm geteilt durch die Körpergröße in Metern zum Quadrat. Bei beispielsweise einem Gewicht von 70 kg und einer Körpergröße von 1,75 m ergibt die Formel 70 / (1,75 x 1,75) den BMI-Wert 22,86, welcher dem Bereich für Normalgewicht (BMI 18,5 - 24,9) zuzuordnen wäre.

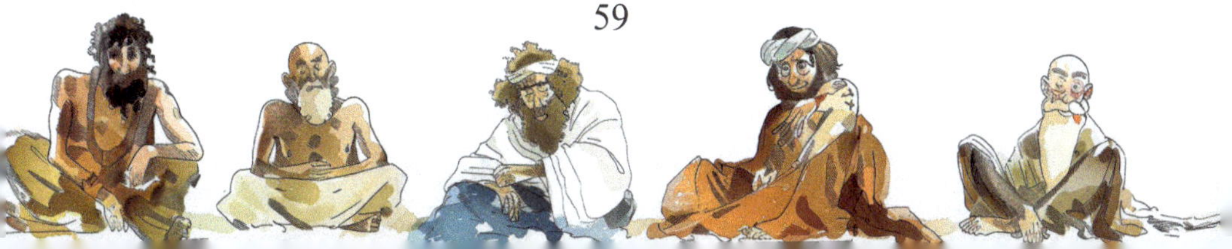

Übergewicht (Body Mass Index, BMI 25-29.9): Übergewicht wird durch einen BMI von 25 bis 29.9 definiert. Menschen mit Übergewicht haben eine erhöhte Fettmasse, was bereits das Risiko für verschiedene Gesundheitsprobleme erhöht.

Adipositas (BMI 30-39.9): Adipositas ist eine fortgeschrittenere Form von Übergewicht mit einem BMI von 30 bis 39.9. Dies ist mit einem noch höheren Risiko für gesundheitliche Komplikationen verbunden.

Schwere Adipositas (BMI $\geq$ 40): Schwere Adipositas, auch bekannt als morbide Adipositas, wird durch einen BMI von 40 oder höher definiert. Menschen mit schwerer Adipositas haben ein stark erhöhtes Risiko für eine Vielzahl von schwerwiegenden Gesundheitsproblemen.

Risikofaktoren, die Übergewicht begünstigen

- Genetik: Genetische Faktoren können die Anfälligkeit für Übergewicht erhöhen, indem sie den Stoffwechsel, das Essverhalten und die Fettverteilung beeinflussen.
- Ernährungsgewohnheiten: Eine kalorienreiche Ernährung mit hohem Anteil an Zucker und Fett trägt wesentlich zur Gewichtszunahme bei.
- Bewegungsmangel: Ein sitzender Lebensstil und mangelnde körperliche Aktivität sind wesentliche Risikofaktoren für die Entwicklung von Übergewicht.
- Hormonelle Einflüsse: Hormonelle Ungleichgewichte, wie sie bei Hypothyreose oder dem polyzystischen Ovarialsyndrom (PCOS) auftreten, können zur Gewichtszunahme beitragen.

- Psychologische Faktoren: Stress, Depressionen und Essstörungen können das Risiko für Übergewicht erhöhen.
- Umweltfaktoren: Lebensstil und Umgebungsbedingungen, einschließlich Schlafmangel und sozialer Einflüsse, können ebenfalls eine Rolle spielen.

Unsere Genetik können wir schlecht beeinflussen, unsere Ernährungsgewohnheiten und unsere Bewegung sehr wohl. Auch beim Stress, unserem Lebensstil oder den Schlafgewohnheiten haben wir ein Wörtchen mitzureden. Hier können wir ansetzen, um den Gesundheitsproblemen, die durch Übergewicht begünstigt werden, wirksam entgegen zu gehen.

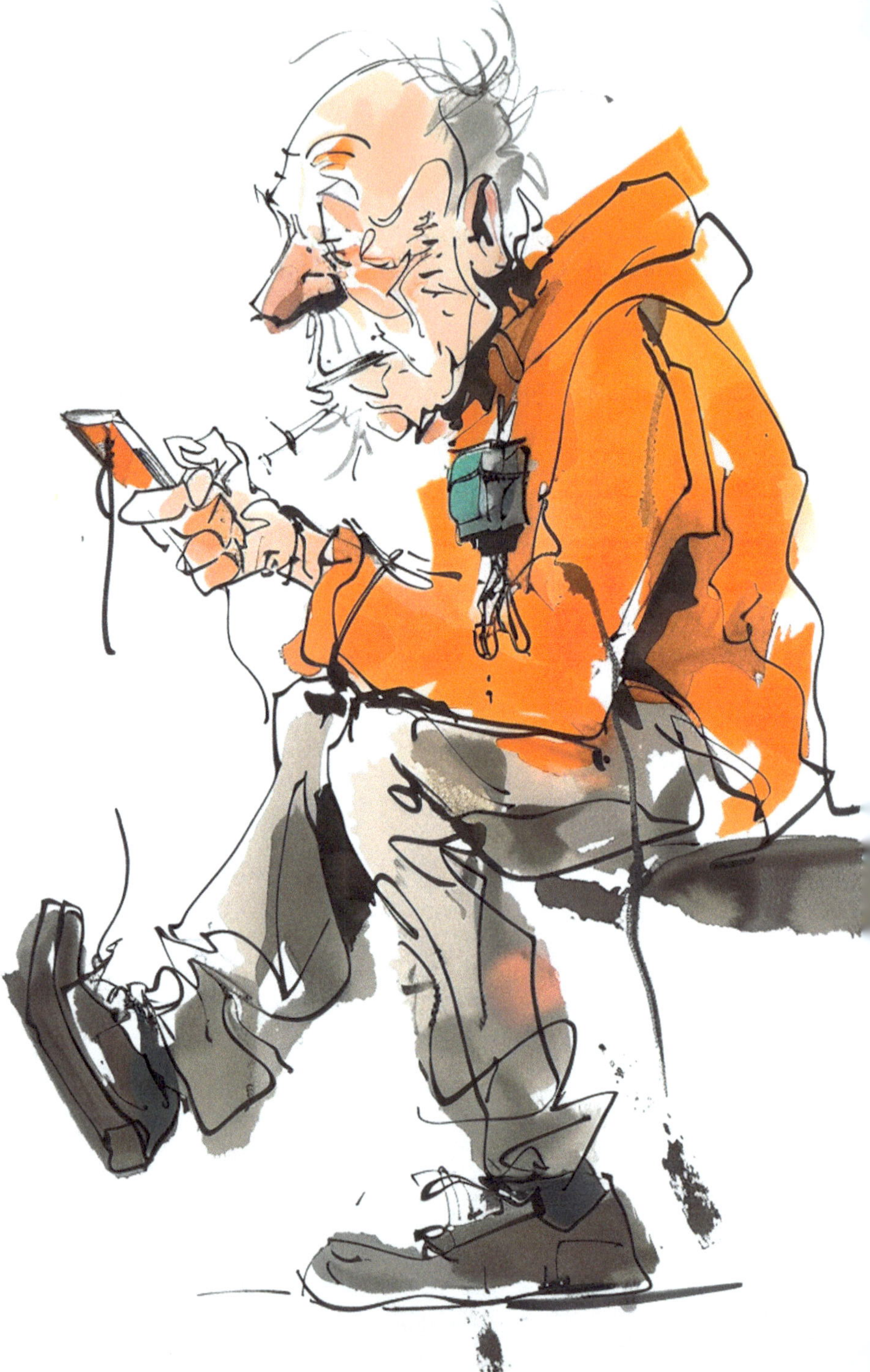

Diabetes

Diabetes Typ 2 ist eine chronische Erkrankung, bei der der Körper entweder nicht genügend Insulin produziert oder das vorhandene Insulin nicht effektiv nutzen kann. Insulin ist ein Hormon, das den Blutzuckerspiegel reguliert, indem es den Transport von Glukose aus dem Blut in die Zellen ermöglicht. Bei Typ-2-Diabetes führt die Insulinresistenz dazu, dass Glukose im Blut verbleibt und die Blutzuckerwerte steigen. Dies kann langfristig zu schweren gesundheitlichen Komplikationen wie Herzkrankheiten, Nierenschäden, Nervenschäden und Sehproblemen führen.

Menschen mit Diabetes Typ 2 können eine Vielzahl von Symptomen erleben, darunter häufiges Wasserlassen, übermäßiger Durst und Hunger, unerklärlicher Gewichtsverlust, Müdigkeit und Schwäche. Es kann auch zu verschwommenem Sehen, langsamer Heilung von Wunden und häufigen Infektionen kommen. Einige Betroffene fühlen sich oft müde und erschöpft, auch nach ausreichend Schlaf. Langfristig kann es zu Schmerzen oder Taubheitsgefühlen in den Händen und Füßen kommen, da hohe Blutzuckerwerte die Nerven schädigen können. Risikofaktoren für Typ-2-Diabetes sind Übergewicht, Bewegungsmangel, ungesunde Ernährung und genetische Veranlagung. Die Behandlung umfasst oft Lebensstiländerungen wie gesunde Ernährung, regelmäßige Bewegung und manchmal auch Medikamente oder Insulintherapie.

Diabetes Typ 2 ist eine der häufigsten Zivilisationskrankheiten und Fasten hat sich als effektive Methode zur Verbesserung der Insulinempfindlichkeit und zur Senkung des Blutzuckerspiegels erwiesen.

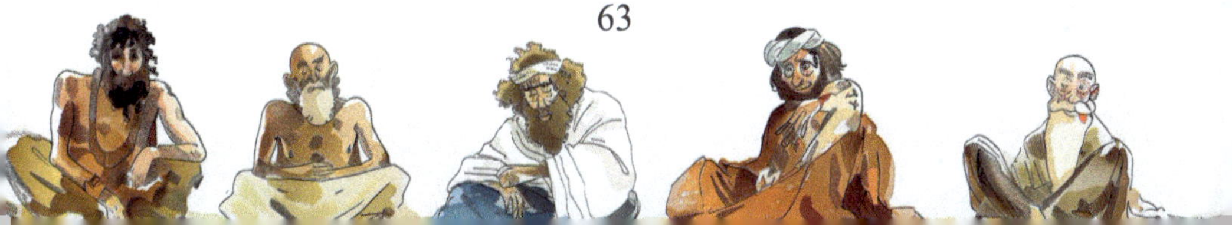

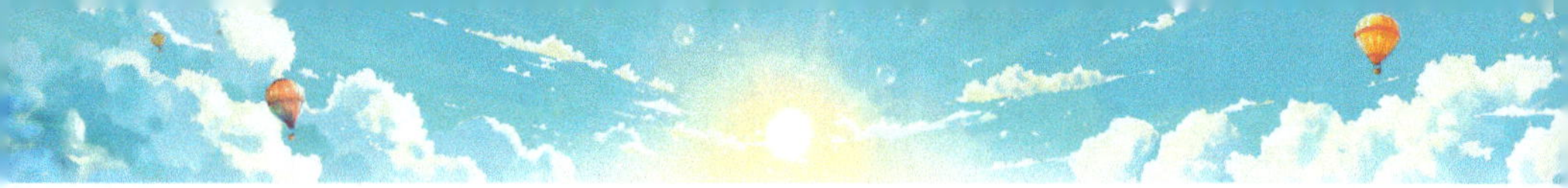

- In mehreren Studien* wurde beobachtet, das Teilnehmer, die intermittierend fasteten, eine bessere Insulinreaktion zeigten als diejenigen, die dies nicht taten.
- Der HbA1c-Wert, ein Maß für den durchschnittlichen Blutzuckerspiegel über die letzten zwei bis drei Monate, wurde in Studien** ebenfalls durch intermittierendes Fasten gesenkt. Eine Metaanalyse von 11 randomisierten kontrollierten Studien zeigte, dass verschiedene Formen des intermittierenden Fastens den HbA1c-Wert signifikant senken können.
- Patienten, die regelmäßig fasten, berichten von einer stabileren Blutzuckerkontrolle und einem verminderten Bedarf an Diabetesmedikamenten. Dies liegt daran, dass intermittierendes Fasten durch die Verringerung der Kalorienaufnahme und die Förderung der Fettverbrennung zur Verbesserung des Stoffwechsels beiträgt und somit den Blutzuckerspiegel stabilisiert.

Diese Ergebnisse legen nahe, dass intermittierendes Fasten eine effektive Methode sein kann, um die Insulinempfindlichkeit zu verbessern und den HbA1c-Wert zu senken, was wiederum die Blutzuckerkontrolle bei Patienten mit Typ-2-Diabetes verbessert und den Bedarf an Medikamenten verringern kann. Es ist jedoch wichtig, solche Fastenmethoden unter ärztlicher Aufsicht durchzuführen, besonders für Menschen mit bestehenden gesundheitlichen Problemen.

Mechanismen und Wirkungen:

- Durch Fasten wird die Insulinempfindlichkeit der Zellen verbessert, was zu einer besseren Blutzuckerregulation führt.
- Während des Fastens sinkt der Blutzuckerspiegel, da der Körper auf alternative Energiequellen wie Fettreserven zurückgreift.

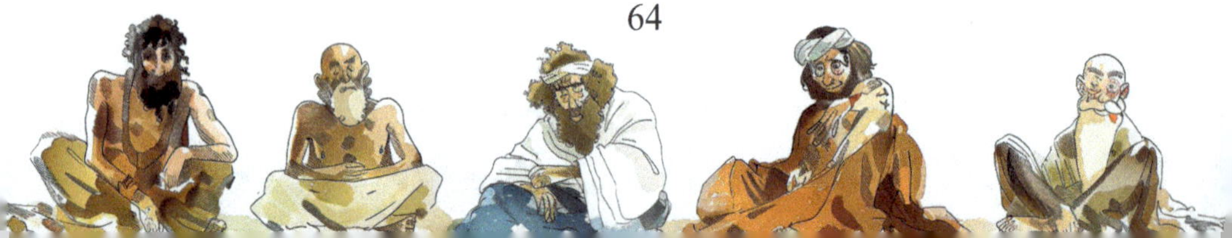

- Fasten führt häufig zu einer Reduktion des Körpergewichts, was einen positiven Effekt auf den Blutzucker und die Insulinempfindlichkeit hat.

Praktische Tipps:

- Fastenmethoden: Intermittierendes Fasten (z.B. 16:8 Methode) oder längere Fastenperioden unter ärztlicher Aufsicht.
- Nach dem Fasten auf eine gesunde, kohlenhydratarme Ernährung umstellen, um den Blutzuckerspiegel stabil zu halten.
- Bei gleichzeitiger Medikamenteneinnahme unbedingt unter ärztlicher Aufsicht!

* Intermittent fasting: is there a role in the treatment of diabetes? A review of the literature and guide for primary care physicians

*,** The effects of different intermittent fasting regimens in people with type 2 diabetes: a network meta-analysis

** Intermittent Fasting and Its Effects on Weight, Glycemia, Lipids, and Blood Pressure: A Narrative Review

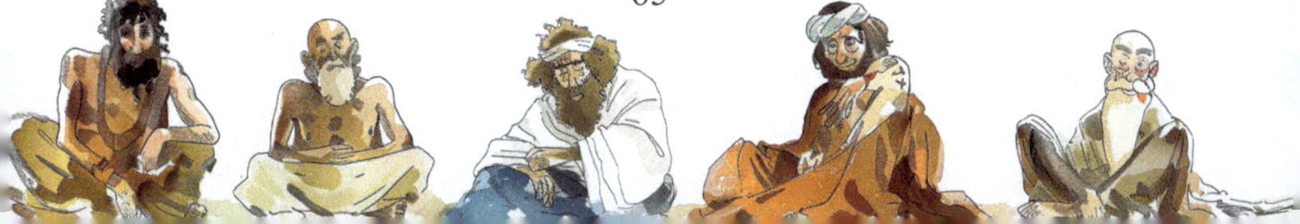

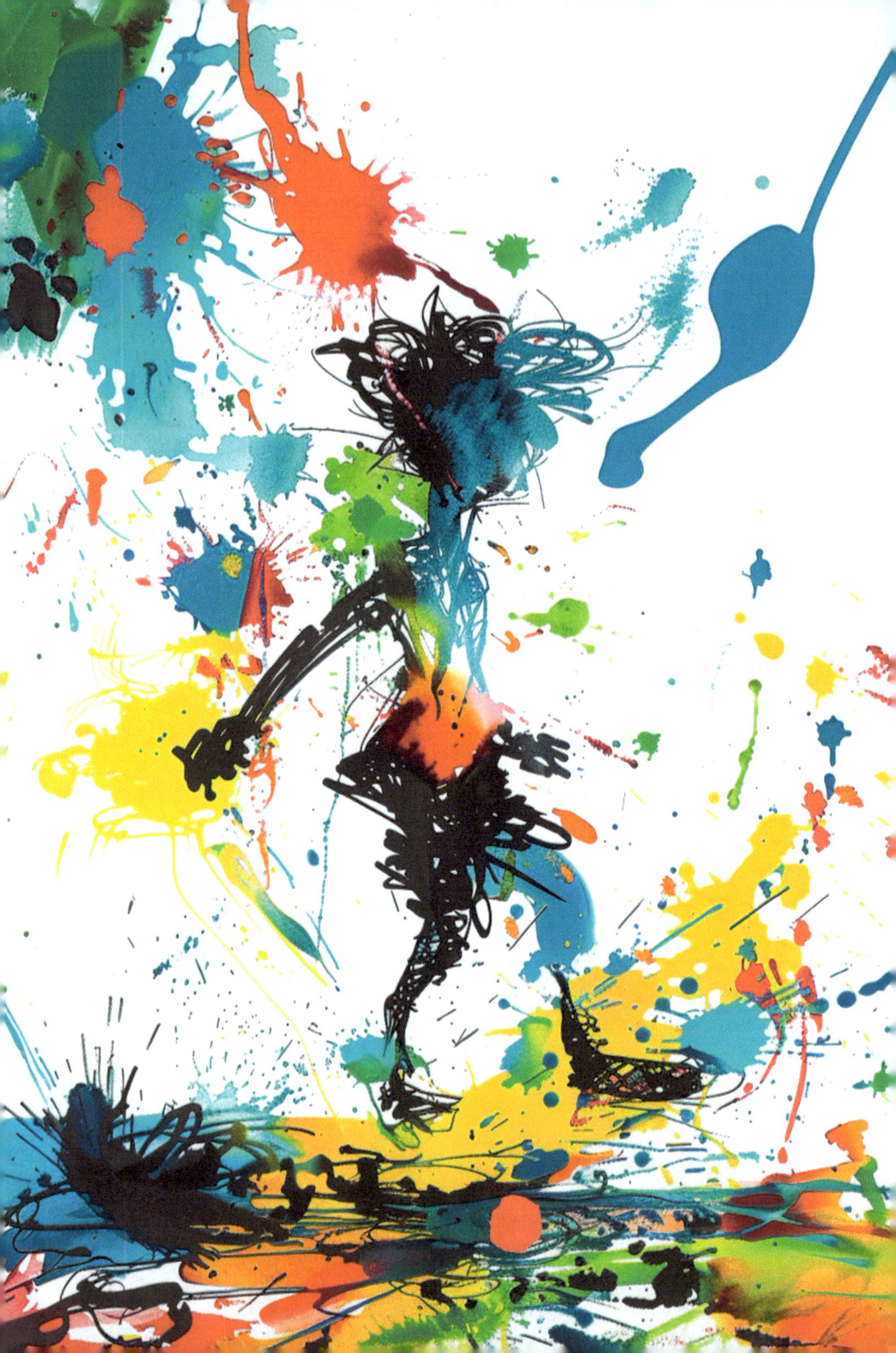

Bluthochdruck (Hypertonie)

Bluthochdruck, auch bekannt als Hypertonie, ist eine weit verbreitete Erkrankung, die das Risiko für Herz-Kreislauf-Erkrankungen erheblich erhöht. Ein dauerhaft erhöhter Blutdruck kann zu schwerwiegenden gesundheitlichen Problemen wie Herzinfarkt, Schlaganfall und Nierenschäden führen. Gewöhnlich wird Bluthochdruck mit Medikamenten behandelt, aber zunehmend rückt das Fasten als ergänzende oder sogar alternative Therapiemethode in den Fokus der medizinischen Forschung.

Übergewicht erhöht das Risiko für Bluthochdruck um bis zu 3-4 Mal und das Risiko für Herzinfarkt und Schlaganfall um bis zu 2-3 Mal.

Die Informationen über die gesundheitlichen Vorteile des Fastens in Bezug auf die Senkung des Blutdrucks wurden durch mehrere Studien belegt. Eine bedeutende Untersuchung wurde an der Buchinger Wilhelmi Klinik in Überlingen, Deutschland, durchgeführt. Diese Studie umfasste 1610 Fastenpatienten, von denen 690 an Bluthochdruck litten. Die Ergebnisse zeigten, dass der Blutdruck nach durchschnittlich zehn Tagen Fasten signifikant gesenkt wurde. Bei vielen Patienten konnte die Dosis der blutdrucksenkenden Medikamente reduziert oder ganz abgesetzt werden, da der Blutdruck während des Fastens oder kurz danach innerhalb des normalen Bereichs blieb.

Weitere Studien* bestätigen diese Ergebnisse. Eine Untersuchung, die auf medRxiv veröffentlicht wurde, beschreibt, dass medizinisch überwachtes Wasserfasten bei Patienten mit hohem Blutdruck zu einer deutlichen Verbesserung führte. Nach zehn bis elf Tagen Fasten erreichten 89% der Patienten normale Blutdruckwerte, und die systolischen Blutdruckwerte sanken dabei durchschnittlich um 37 Punkte.

Zusammenfassend lässt sich sagen, dass medizinisch überwachtes Fasten eine wirksame Methode zur Senkung des Blutdrucks darstellt und oft den Bedarf an Medikamenten reduziert.

Mechanismen und Wirkungen:

- Fasten fördert die Produktion von Stickstoffmonoxid, einem Molekül, das die Blutgefäße entspannt und erweitert, was zu einer Senkung des Blutdrucks führt.
- Fasten hilft, den Insulinspiegel zu senken, was wiederum zu einer Reduktion des Blutdrucks beitragen kann. Hohe Insulin- und Glukosespiegel sind oft mit Bluthochdruck assoziiert.
- Übergewicht ist ein bedeutender Risikofaktor für Bluthochdruck, und der Verlust von überschüssigem Körpergewicht kann den Blutdruck erheblich senken.

Praktische Tipps:

- Fastenmethoden: Intermittierendes Fasten (z.B. 16:8 Methode) oder längere Fastenperioden unter ärztlicher Aufsicht können effektiv sein.
- Nach dem Fasten eine Ernährung mit geringem Salz- und Zuckeranteil beibehalten, um den Blutdruck weiterhin zu kontrollieren.
- Während des Fastens sollte der Blutdruck regelmäßig überwacht werden, um sicherzustellen, dass er in einem sicheren Bereich bleibt.

- Bei gleichzeitiger Medikamenteneinnahme unbedingt unter ärztlicher Aufsicht!

Fazit

Fasten bietet eine vielversprechende Methode zur Senkung des Bluthochdrucks und kann eine wirksame Ergänzung oder Alternative zu herkömmlichen Medikamenten sein. Durch die Kombination von Fasten mit einer gesunden Ernährung und regelmäßiger Bewegung können viele Menschen ihre Blutdruckwerte auf natürliche Weise verbessern und ihr Risiko für schwerwiegende Herz-Kreislauf-Erkrankungen verringern.

* A Pilot Study on the Effects of Medically Supervised, Water-Only Fasting and Refeeding on Cardiometabolic Risk

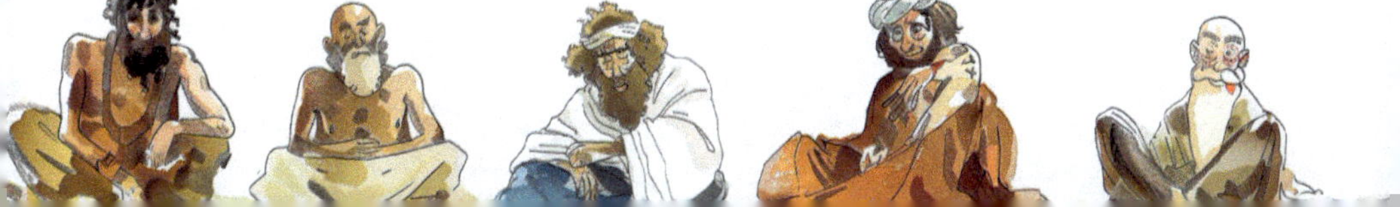

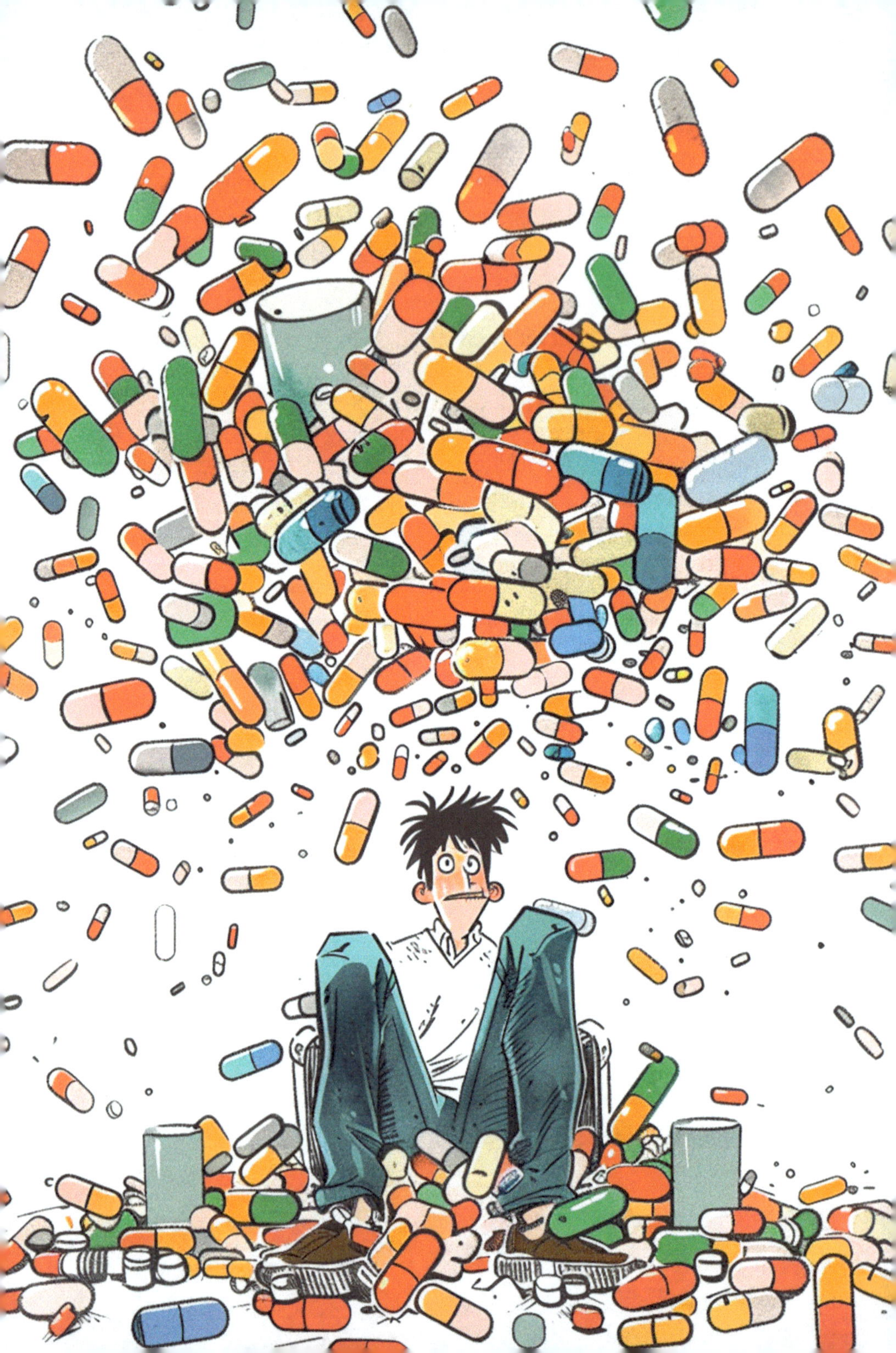

Krebs

Krebs ist eine der schwerwiegendsten Erkrankungen, die Menschen betreffen können. Die Behandlung umfasst häufig eine Kombination aus Operation, Bestrahlung und Chemotherapie. In den letzten Jahren hat sich jedoch gezeigt, dass Fasten eine unterstützende Rolle bei der Krebsbehandlung spielen kann. Es kann nicht nur die Wirksamkeit der Behandlung erhöhen, sondern auch die Nebenwirkungen der Chemotherapie reduzieren und das allgemeine Wohlbefinden der Patienten verbessern.

Übergewicht ist mit einem erhöhten Risiko für verschiedene Krebsarten verbunden, darunter Brustkrebs, Darmkrebs, Gebärmutterkrebs und Nierenkrebs. Studien zeigen, dass übergewichtige Frauen ein bis zu 20-30% höheres Risiko haben, an Brustkrebs zu erkranken.

Eine Studie von Dr. Valter Longo zeigte, dass Mäuse, die 48 Stunden fasteten, eine bestimmte Dosis Chemotherapie überlebten, während nicht-fastende Mäuse dies nicht taten. Diese Ergebnisse wurden auch in klinischen Studien am Menschen bestätigt, wo Patienten, die vor der Chemotherapie fasteten, über weniger Nebenwirkungen und eine verbesserte Lebensqualität berichteten. Darüber hinaus zeigten Fastenperioden vor und nach der Chemotherapie eine signifikante Reduktion der Tumorgröße bei einigen Patienten.

Mechanismen und Wirkungen:

- Verbesserte Behandlungseffizienz: Fasten kann die Empfindlichkeit von Krebszellen gegenüber Chemotherapie erhöhen,

während gesunde Zellen geschützt werden. Dies liegt daran, dass Krebszellen ihren "Evolutionsvorteil" verloren haben und nicht in der Lage sind, auf Fasten zu reagieren wie normale Zellen.

- Fasten vor der Chemotherapie kann die Nebenwirkungen wie Übelkeit, Erschöpfung und Haarausfall reduzieren.
- Fasten induziert einen Prozess namens Autophagie, bei dem Zellen beschädigte Komponenten abbauen und recyceln. Dies kann dazu beitragen, das Wachstum von Krebszellen zu hemmen.

Praktische Tipps:

- Fastenmethoden: Kurzzeitiges Fasten (24 - 48 Stunden) vor der Chemotherapie kann die Effekte verstärken und die Nebenwirkungen reduzieren. Längere Fastenperioden sollten nur unter ärztlicher Aufsicht durchgeführt werden.
- Ernährungsumstellung: Nach dem Fasten und der Chemotherapie sollte eine nährstoffreiche, entzündungshemmende Ernährung (Vermeidung von Weißmehlprodukten, Zucker, Transfetten, die in vielen verarbeiteten und frittierten Lebensmitteln zu finden sind, Omega-6-Fettsäuren, die in Pflanzenölen wie Mais- und Sojaöl vorkommen und prozessierten Fleischwaren) beibehalten werden, um den Körper zu unterstützen und die Genesung zu fördern.
- Regelmäßige Überwachung: Es ist wichtig, den Gesundheitszustand und die Reaktion des Körpers während des Fastens und der Krebsbehandlung regelmäßig zu überwachen.

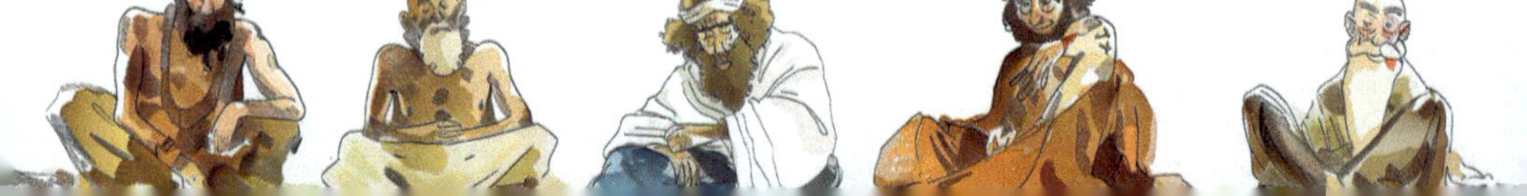

Fazit

Fasten ist eine vielversprechende unterstützende Therapieoption bei Krebs. Es kann die Wirksamkeit der Chemotherapie erhöhen, die Nebenwirkungen reduzieren und das allgemeine Wohlbefinden der Patienten verbessern. Durch die Integration von Fasten in den Behandlungsplan und die Anpassung der Ernährung können viele Krebspatienten positive Ergebnisse erzielen und ihre Genesung unterstützen.

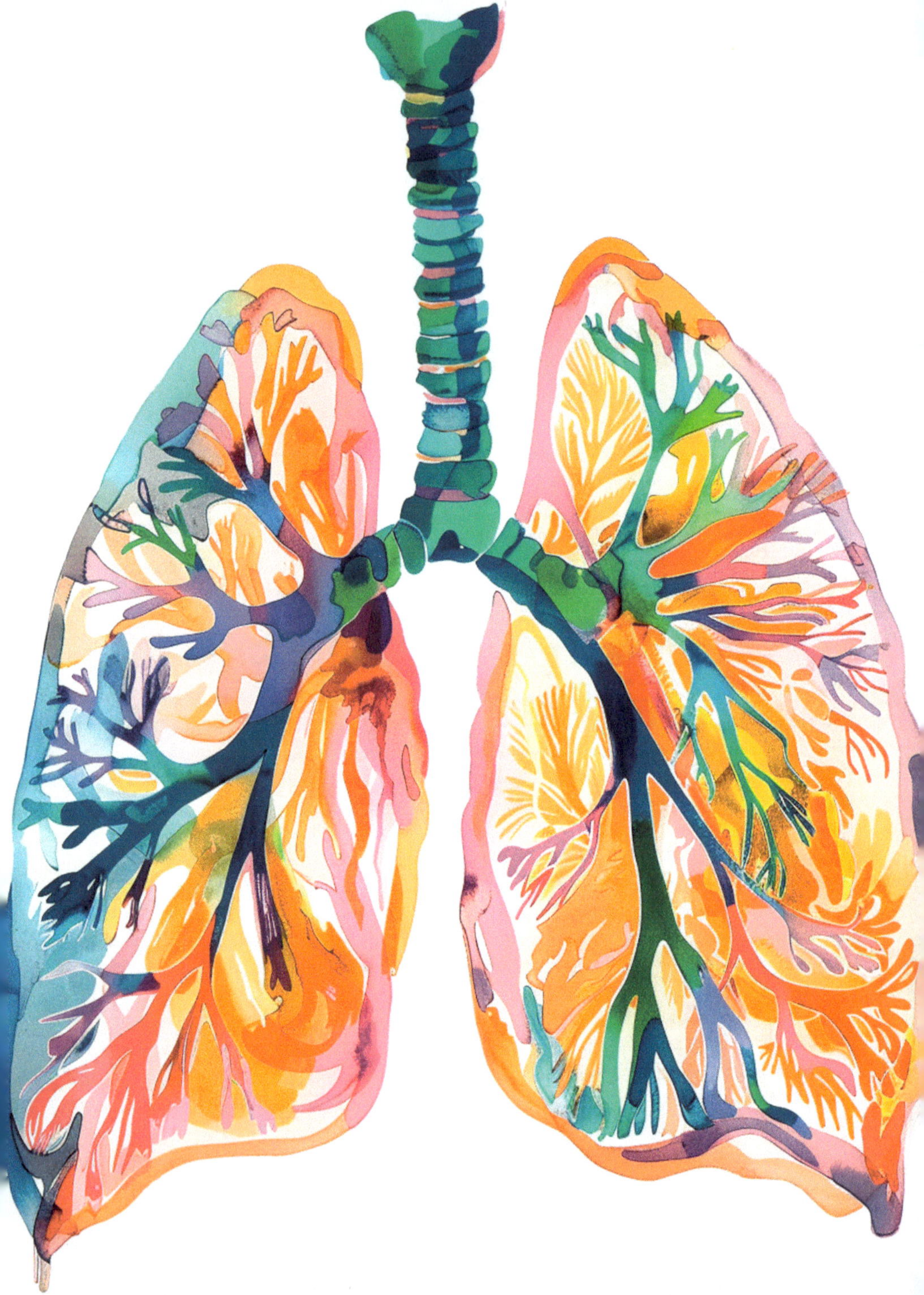

Asthma

Asthma ist eine chronische entzündliche Erkrankung der Atemwege, die zu wiederkehrenden Episoden von Atemnot, Keuchen und Husten führt. Diese Krankheit kann die Lebensqualität erheblich beeinträchtigen und erfordert häufig eine dauerhafte Medikation. Neuere Forschungsergebnisse deuten darauf hin, dass Fasten eine wirksame ergänzende Therapie sein kann, um die Symptome von Asthma zu lindern und die Lebensqualität der Betroffenen zu verbessern.

Eine Studie an der Buchinger Wilhelmi Klinik* zeigte, dass Patienten mit Asthma, die unter ärztlicher Aufsicht fasteten, signifikante Verbesserungen ihrer Symptome erlebten. Bei zwei Dritteln der Patienten verschwanden die Symptome vollständig oder wurden stark reduziert. Diese positiven Effekte hielten oft auch nach der Rückkehr zu einer normalen Ernährung an, insbesondere wenn die Patienten eine gesunde Lebensweise beibehielten.

Eine Studie, die in der Fachzeitschrift "Thorax" veröffentlicht wurde, zeigte, dass Übergewichtige ein um 92% höheres Risiko hatten, Asthma zu entwickeln, im Vergleich zu Normalgewichtigen. Diese Studie basierte auf einer Analyse von Daten aus mehreren Kohortenstudien. Eine große Kohortenstudie, die in "Pediatrics" veröffentlicht wurde, untersuchte Kinder und Jugendliche und fand heraus, dass diejenigen mit Adipositas ein doppelt so hohes Risiko hatten, Asthma zu entwickeln, wie ihre normalgewichtigen Altersgenossen. Eine Meta-Analyse, die in "Obesity Reviews" veröffentlicht wurde, analysierte 15 Studien und fand heraus, dass Erwachsene mit Adipositas ein um 50% erhöhtes Risiko für die Entwick-

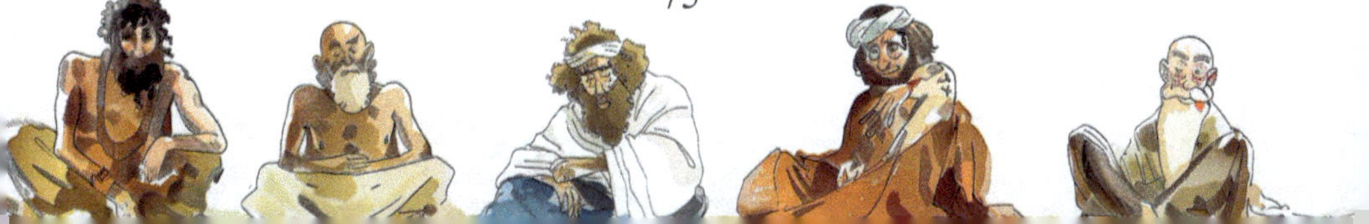

lung von Asthma haben. Bei Kindern lag das Risiko sogar bei 60%.

Mechanismen und Wirkungen:

- Fasten reduziert systemische Entzündungen im Körper, was bei der Linderung der asthmatischen Entzündungen in den Atemwegen helfen kann.
- Übergewicht kann die Symptome von Asthma verschlimmern. Fasten fördert die Gewichtsabnahme, was wiederum die Lungenfunktion verbessern und die Schwere der Asthmaanfälle verringern kann.
- Eine verbesserte Insulinsensitivität durch Fasten kann helfen, die Entzündungsprozesse im Körper zu reduzieren.

Praktische Tipps:

- Fastenmethoden: Intermittierendes Fasten (z.B. 16:8 Methode) oder längere Fastenperioden unter ärztlicher Aufsicht können effektiv sein.
- Nach dem Fasten sollte eine entzündungshemmende Ernährung beibehalten werden, die reich an Omega-3-Fettsäuren, Obst, Gemüse und Vollkornprodukten ist.
- Während des Fastens sollte die Lungenfunktion regelmäßig überwacht werden, um sicherzustellen, dass es keine Verschlechterung der Asthmasymptome gibt.
- Bei gleichzeitiger Medikamenteneinnahme unbedingt unter ärztlicher Aufsicht!

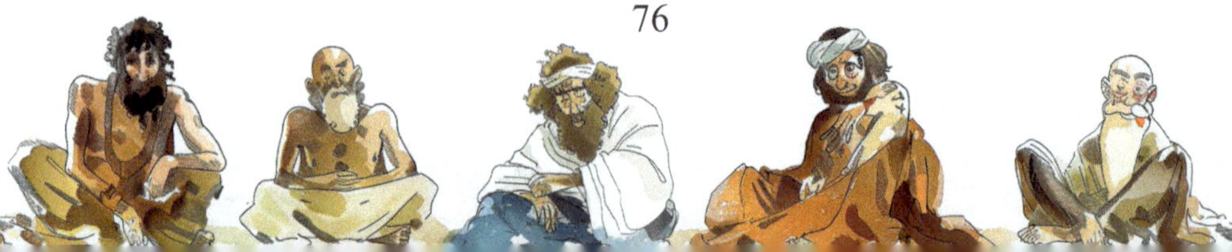

Fazit

Fasten bietet eine vielversprechende Methode zur Linderung der Symptome von Asthma. Durch die Reduktion von Entzündungen und die Förderung der Gewichtsabnahme kann Fasten die Lungenfunktion verbessern und die Lebensqualität von Asthmapatienten erheblich steigern. In Kombination mit einer gesunden Ernährung und regelmäßiger Bewegung können viele Betroffene positive Ergebnisse erzielen und ihre Asthmakontrolle verbessern.

* Study: Ten-day fasting according to the Buchinger Wilhelmi programme improves the antioxidant status

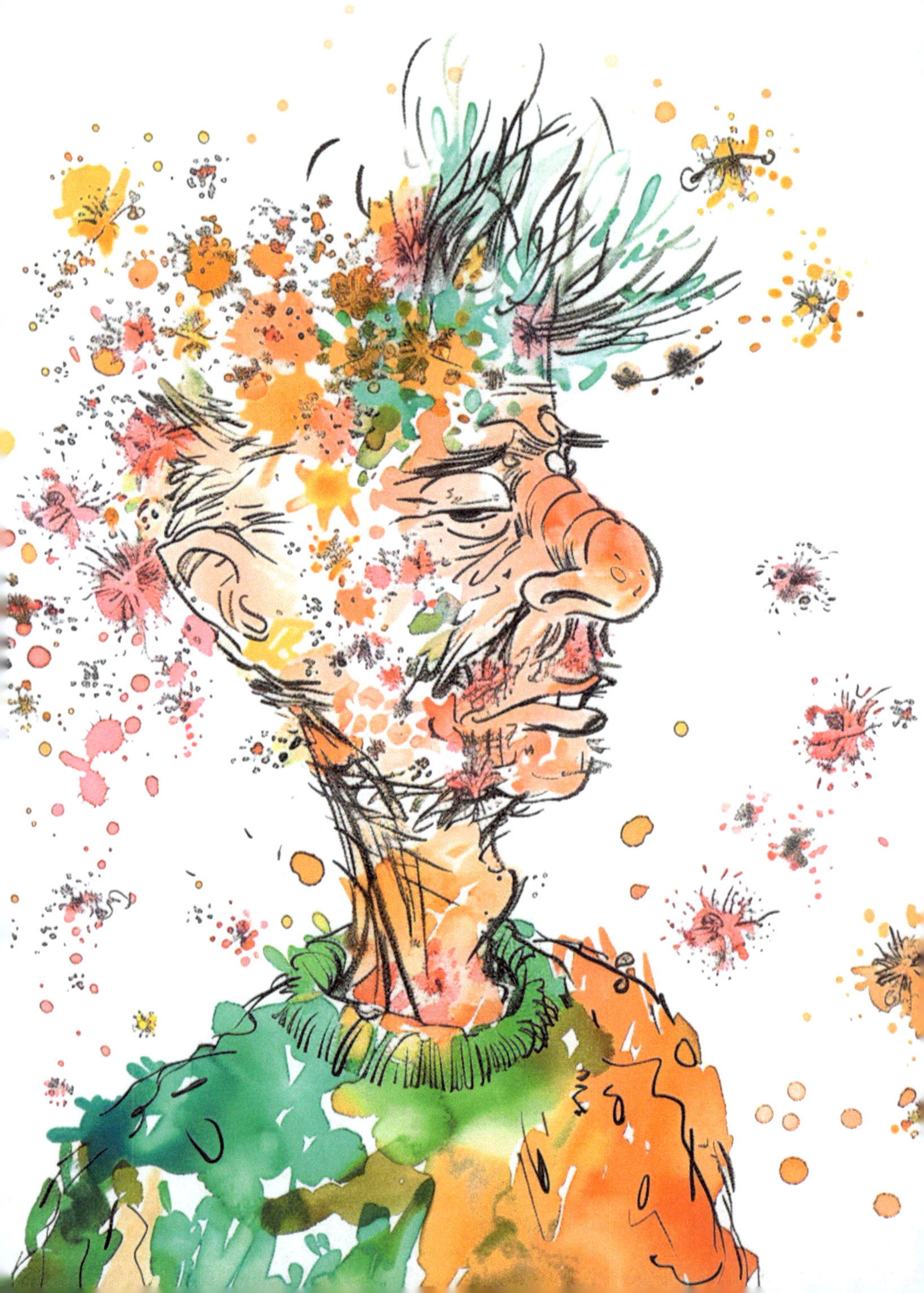

Allergien

Allergien sind Überreaktionen des Immunsystems auf normalerweise harmlose Substanzen wie Pollen, Hausstaubmilben oder bestimmte Lebensmittel. Diese Überreaktionen können zu Symptomen wie Niesen, Juckreiz, Hautausschlägen und Atembeschwerden führen. Häufig werden Antihistaminika und andere Medikamente zur Linderung der Symptome eingesetzt. Fasten ist dabei eine vielversprechende ergänzende Methode zur Reduktion allergischer Reaktionen.

Studien haben gezeigt, dass Fasten eine signifikante Reduktion von Allergiesymptomen bewirken kann. In einer Untersuchung an der Icahn School of Medicine am Mount Sinai wurden Patienten mit verschiedenen Allergien einer Fastenkur unterzogen und beobachteten eine deutliche Verbesserung ihrer Symptome. Die Entzündungsmarker im Blut der Patienten sanken während des Fastens, und viele berichteten über eine langanhaltende Besserung auch nach der Rückkehr zu einer normalen Ernährung.

Eine große Studie, die im “Journal of Allergy and Clinical Immunology” (Januar 2019) veröffentlicht wurde, zeigte, dass übergewichtige Kinder ein signifikant höheres Risiko für die Entwicklung von Asthma und allergischer Rhinitis (Heuschnupfen) hatten. Eine Meta-Analyse, die in “Allergy” (Mai 2018) veröffentlicht wurde, analysierte Daten aus mehreren Studien und fand heraus, dass Erwachsene mit Adipositas ein um 30-50% erhöhtes Risiko für allergische Erkrankungen hatten, einschließlich allergischer Rhinitis und Ekzeme. Eine klinische Studie in “The American Journal of Clinical Nutrition” (August 2017) untersuchte die Auswirkungen von Gewichtsverlust auf Allergiesymptome und fand heraus, dass

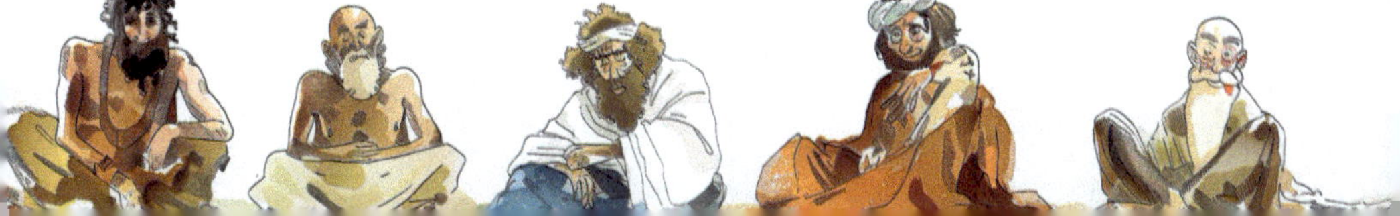

eine moderate Gewichtsreduktion zu einer signifikanten Verbesserung der Symptome von allergischer Rhinitis und Asthma führte.

Mechanismen und Wirkungen:

- Fasten kann helfen, das Immunsystem zu regulieren und eine übermäßige Reaktion auf Allergene zu verhindern. Es fördert die Produktion von antientzündlichen Zytokinen und reduziert die Produktion von entzündungsfördernden Botenstoffen (Zytokinen).
- Fasten unterstützt die Entgiftung des Körpers, was helfen kann, das Immunsystem zu entlasten und die allgemeine Gesundheit zu verbessern.
- Fasten kann die Darmflora positiv beeinflussen, was wiederum das Immunsystem stärkt und allergische Reaktionen vermindert.

Praktische Tipps:

- Intermittierendes Fasten (z.B. 16:8 Methode) oder längere Fastenperioden können effektiv sein. Bei schweren Allergien sollte Fasten jedoch unter ärztlicher Aufsicht durchgeführt werden.
- Nach dem Fasten sollte eine Ernährung gewählt werden, die reich an entzündungshemmenden Lebensmitteln wie Obst, Gemüse, Nüssen und Fisch ist. Probiotika und Präbiotika können ebenfalls hilfreich sein, um die Darmgesundheit zu unterstützen.
- Während und nach dem Fasten ist es wichtig, bekannte Allergene zu vermeiden, um das Immunsystem nicht zusätzlich zu belasten.

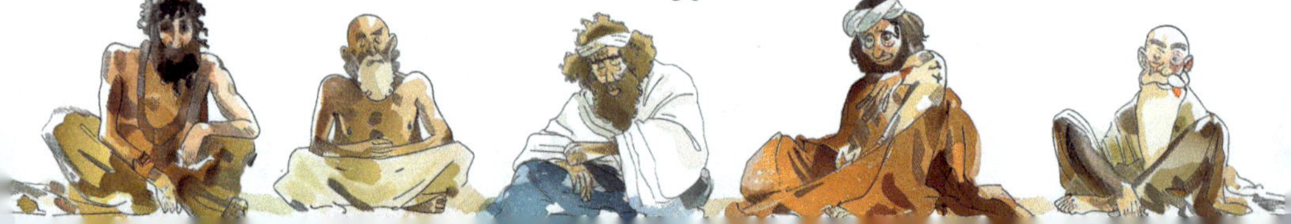

Fazit

Fasten bietet eine vielversprechende Methode zur Reduktion von Allergiesymptomen. Durch die Regulierung des Immunsystems, die Entgiftung des Körpers und die Unterstützung der Darmgesundheit kann Fasten helfen, allergische Reaktionen zu vermindern und die Lebensqualität von Allergikern zu verbessern. In Kombination mit einer gesunden Ernährung und dem bewussten Umgang mit Allergenen können viele Betroffene signifikante Fortschritte erzielen und ein beschwerdefreieres Leben führen.

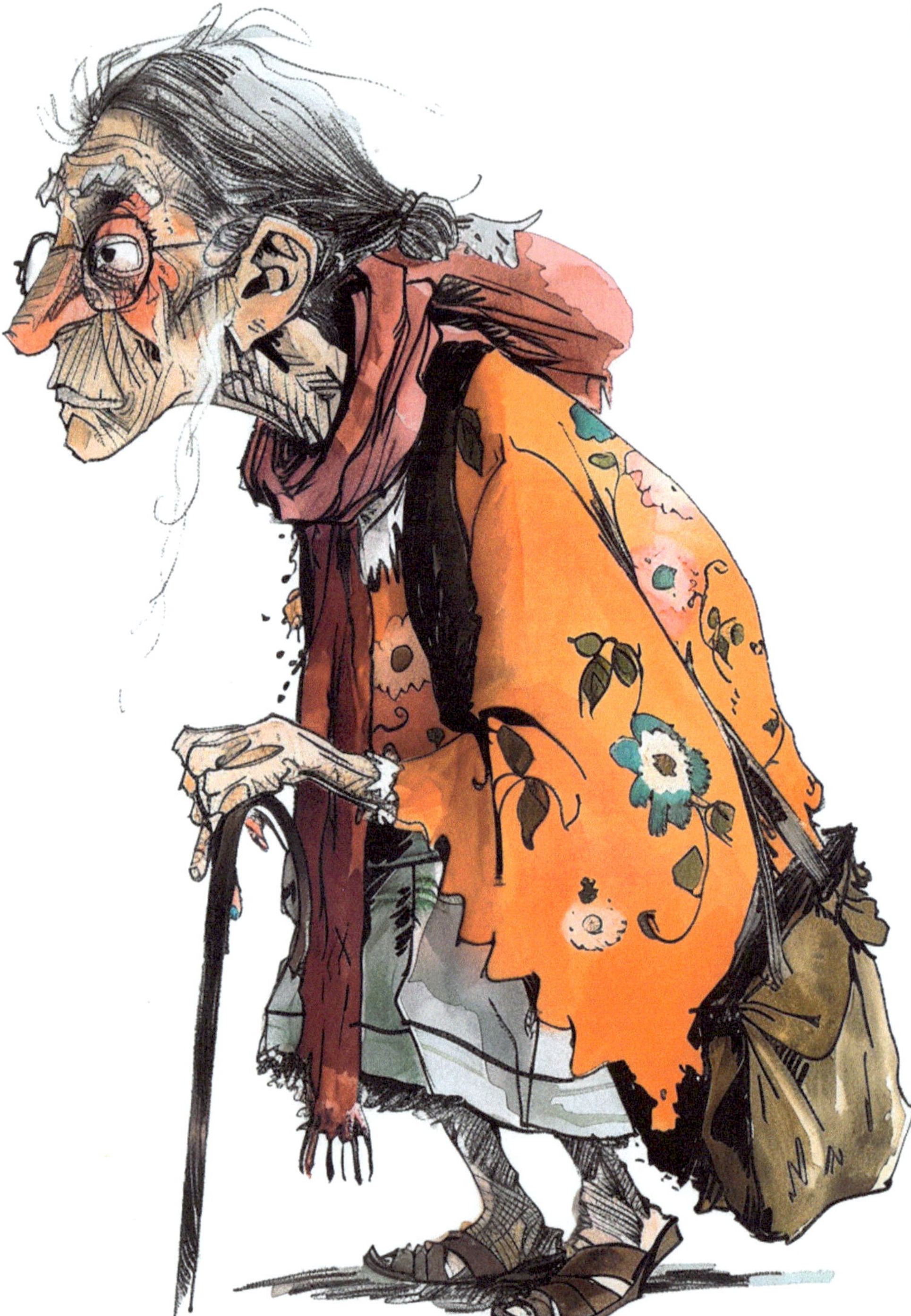

Rheuma und rheumatoide Arthritis

Rheuma und rheumatoide Arthritis sind chronische, entzündliche Erkrankungen, die die Gelenke betreffen und zu Schmerzen, Schwellungen und Steifheit führen können. Diese Krankheiten können die Lebensqualität erheblich beeinträchtigen und erfordern häufig langfristige Medikation. Fasten hat sich als eine wirksame ergänzende Methode zur Linderung der Symptome und zur Verbesserung des allgemeinen Wohlbefindens bei Patienten mit rheumatoider Arthritis erwiesen.

Übergewicht belastet natürlich die Gelenke und erhöht das Risiko für Arthrose, insbesondere in den Knie- und Hüftgelenken. Aber auch über diesen rein mechanischen Einfluss hinaus gibt es zahlreiche Auswirkungen. Verschiedene Studien haben gezeigt, dass Fasten signifikante Verbesserungen bei Patienten mit rheumatoider Arthritis bewirken kann. Patienten, die an der NutriFast-Studie der Charité – Universitätsmedizin Berlin teilnahmen, erlebten eine deutliche Reduktion der Entzündungssymptome und der Intensität des Schmerzes. Diese Effekte hielten oft auch nach der Rückkehr zu einer normalen Ernährung an, insbesondere, wenn die Patienten eine entzündungshemmende Diät beibehielten.

Eine Studie im “Annals of the Rheumatic Diseases” zeigte, dass übergewichtige Frauen ein um 24% höheres Risiko hatten, rheumatoide Arthritis zu entwickeln. Diese Studie analysierte Daten von über 238.000 Frauen über mehrere Jahre. Eine Längsschnittstudie, veröffentlicht im “Arthritis & Rheumatology” Journal, fand heraus, dass adipöse Personen ein signifikant erhöhtes Risiko hatten, an rheumatoider Arthritis zu erkranken. Das Risiko war bei Menschen mit Adipositas um etwa 60% höher als bei Normalgewichtigen.

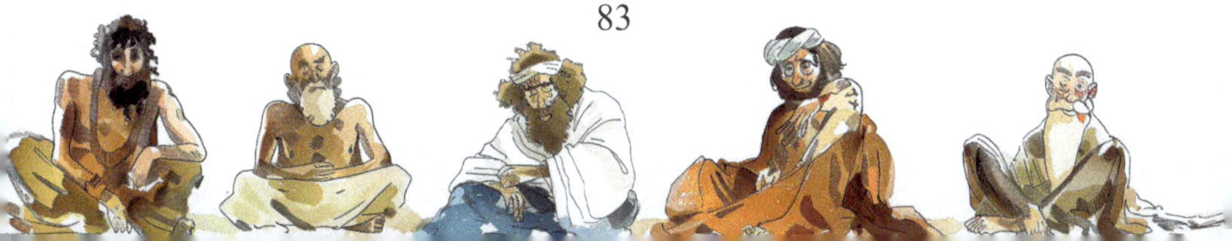

Eine Meta-Analyse, die in “Rheumatology” veröffentlicht wurde, analysierte mehrere Studien und bestätigte, dass Übergewicht und Adipositas signifikant mit einem erhöhten Risiko für rheumatoide Arthritis verbunden sind. Die Analyse fand heraus, dass adipöse Personen ein um 31% erhöhtes Risiko für RA haben.

Klinische Studien haben gezeigt, dass eine Gewichtsreduktion bei übergewichtigen Patienten mit rheumatoider Arthritis zu einer signifikanten Verbesserung der Symptome und der Lebensqualität führen kann. Eine Studie im “Journal of Clinical Rheumatology” berichtete, dass Patienten, die Gewicht verloren, eine signifikante Reduktion der Entzündung und der Gelenkschmerzen erlebten.

Mechanismen und Wirkungen:

- Fasten reduziert systemische Entzündungen im Körper, was direkt zur Linderung der Gelenkentzündungen beitragen kann.
- Fasten fördert den Prozess der Autophagie, bei dem Zellen beschädigte Komponenten abbauen und recyceln. Dies kann helfen, die Entzündungen in den Gelenken zu reduzieren.
- Fasten kann das Immunsystem modulieren und dazu beitragen, die übermäßigen Immunreaktionen, die bei rheumatoider Arthritis auftreten, zu mildern.

Praktische Tipps:

- Kurzzeitiges Fasten (z.B. 24-48 Stunden) oder längere Fastenperioden unter ärztlicher Aufsicht können effektiv sein.
- Nach dem Fasten sollte eine entzündungshemmende Ernährung beibehalten werden, die reich an Omega-3-Fettsäuren, Gemüse, Obst und Vollkornprodukten ist.

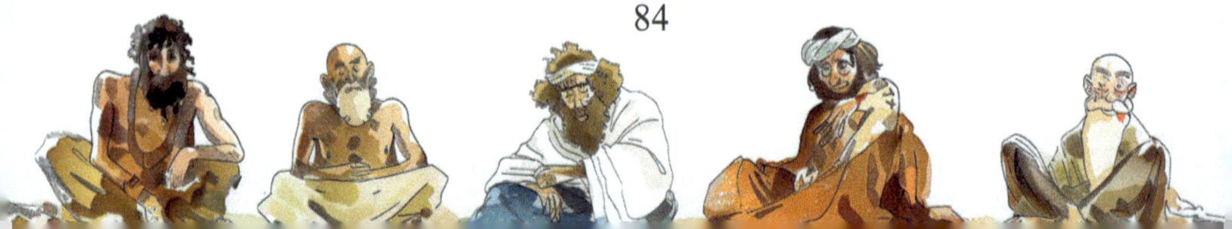

- Regelmäßige, gelenkschonende Bewegung wie Schwimmen oder Yoga kann helfen, die Mobilität der Gelenke zu erhalten und die Muskeln zu stärken.
- Bei gleichzeitiger Medikamenteneinnahme unbedingt unter ärztlicher Aufsicht!

Fazit

Fasten bietet eine vielversprechende Methode zur Linderung der Symptome von Rheuma und rheumatoider Arthritis. Durch die Reduktion von Entzündungen und die Modulation des Immunsystems kann Fasten helfen, die Lebensqualität der Betroffenen erheblich zu verbessern. In Kombination mit einer gesunden, entzündungshemmenden Ernährung und regelmäßiger gelenkschonender Bewegung können viele Patienten signifikante Fortschritte erzielen und ein aktiveres, schmerzfreieres Leben führen.

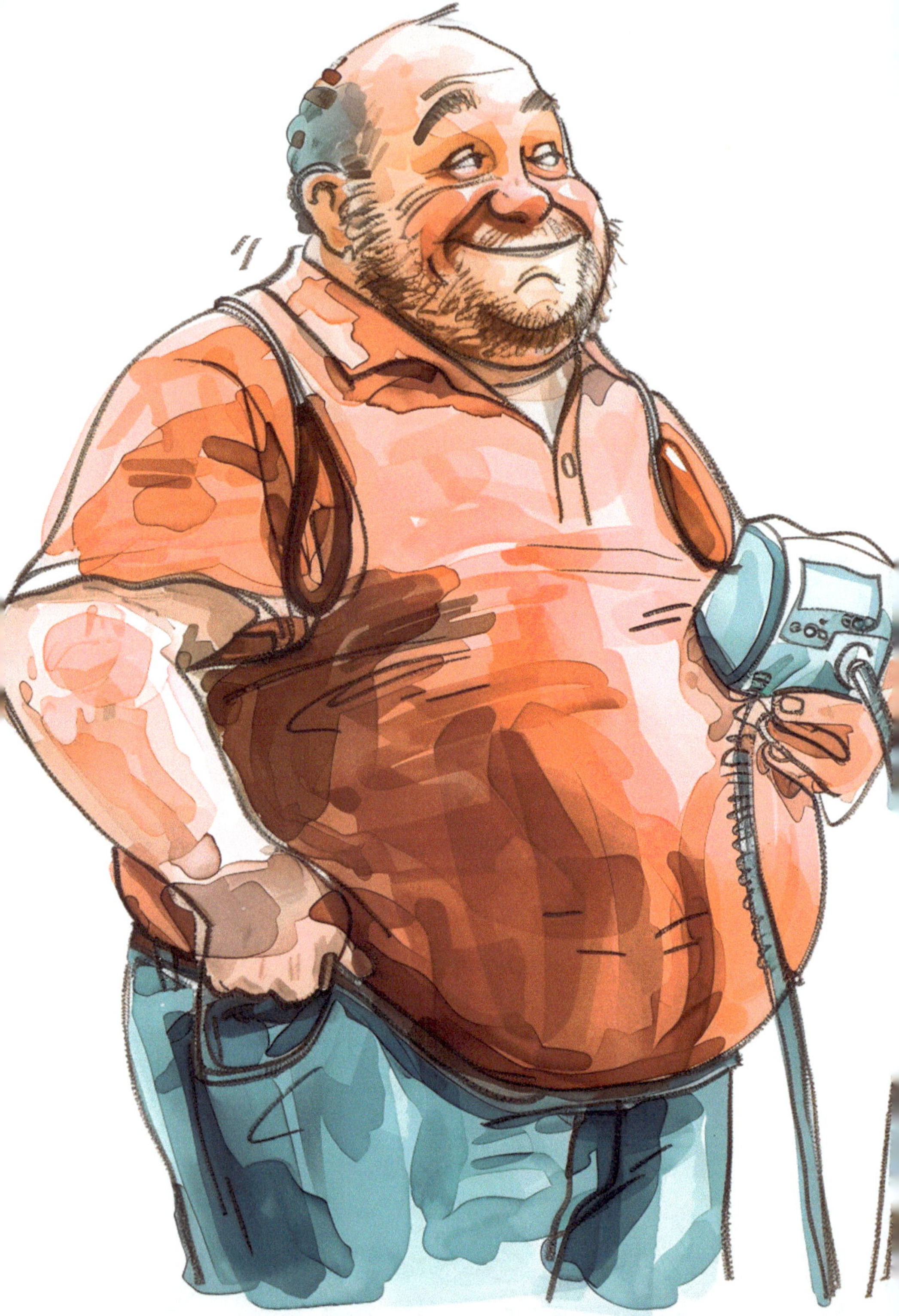

Metabolisches Syndrom

Das Metabolische Syndrom ist ein Cluster von Risikofaktoren, die das Risiko für Herz-Kreislauf-Erkrankungen und Diabetes Typ 2 erhöhen. Dazu gehören Bluthochdruck, erhöhte Blutzuckerwerte, überschüssiges Körperfett um die Taille und abnormale Cholesterin- oder Triglyceridspiegel. Fasten hat sich als wirksame Methode erwiesen, um die einzelnen Komponenten des Metabolischen Syndroms zu verbessern und somit das allgemeine Gesundheitsrisiko zu senken.

Eine Untersuchung, die während des Ramadan-Fastens in Mashad, Iran, durchgeführt wurde, ergab, dass Fasten den Blutzuckerspiegel, den Blutdruck und die Lipidprofile der Teilnehmer signifikant verbesserte. Zudem erlebten die Teilnehmer eine signifikante Reduktion ihres Taillenumfangs, was auf eine Verringerung des viszeralen Fetts hinweist.

Eine Studie im "Journal of the American Medical Association" (JAMA) zeigte, dass das Risiko für das Metabolische Syndrom bei Menschen mit Übergewicht und Adipositas signifikant erhöht ist. Die Studie fand heraus, dass Personen mit einem BMI von 30 oder mehr ein etwa fünfmal höheres Risiko für das Metabolische Syndrom im Vergleich zu normalgewichtigen Personen hatten. Eine Längsschnittstudie, veröffentlicht im "Diabetes Care" Journal, beobachtete Teilnehmer über einen Zeitraum von 10 Jahren und fand heraus, dass eine Gewichtszunahme signifikant mit der Entwicklung des Metabolischen Syndroms verbunden war. Teilnehmer, die über 5% ihres Körpergewichts zunahmen, hatten ein deutlich erhöhtes Risiko, das Metabolische Syndrom zu entwickeln. Eine Meta-Analyse, die in "Obesity Reviews" veröffentlicht wurde, analy-

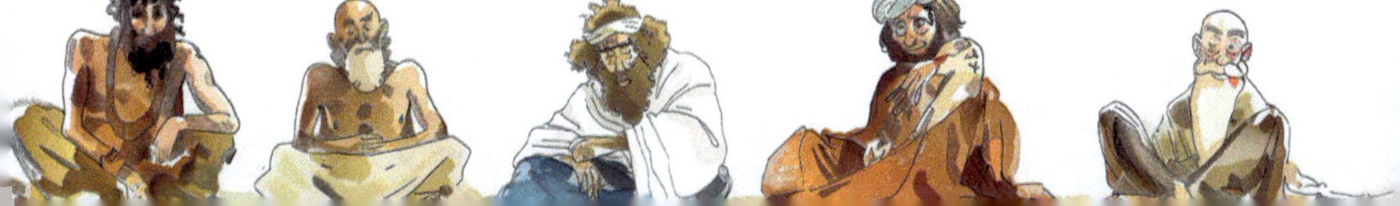

sierte Daten aus mehreren Studien und bestätigte, dass Übergewicht und Adipositas signifikant mit einem erhöhten Risiko für das Metabolische Syndrom verbunden sind. Die Analyse fand heraus, dass adipöse Personen ein um 60-80% erhöhtes Risiko für das Metabolische Syndrom haben.

Klinische Studien haben gezeigt, dass Gewichtsreduktion eine effektive Methode zur Prävention und Behandlung des Metabolischen Syndroms ist. Eine Studie im "New England Journal of Medicine" berichtete, dass Teilnehmer, die durch Diät und Bewegung Gewicht verloren, signifikante Verbesserungen in allen Komponenten des Metabolischen Syndroms erlebten.

Mechanismen und Wirkungen:

- Fasten verbessert die Insulinsensitivität, was zu einer besseren Blutzuckerregulierung und niedrigeren Insulinspiegeln führt.
- Fasten fördert die Gewichtsabnahme, insbesondere den Abbau von viszeralem Fett, das stark mit dem Metabolischen Syndrom assoziiert ist.
- Fasten kann die Lipidprofile verbessern, indem es das Gesamtcholesterin, LDL-Cholesterin und Triglyceride senkt und gleichzeitig das HDL-Cholesterin erhöht.
- Fasten hilft, den Blutdruck zu senken, was ein wichtiger Faktor zur Reduktion des Herz-Kreislauf-Risikos ist.

Praktische Tipps:

- Fastenmethoden: Intermittierendes Fasten (z.B. 16:8 Methode) oder längere Fastenperioden können effektiv zur Verbesserung der Symptome des Metabolischen Syndroms eingesetzt werden.

- Nach dem Fasten sollte eine gesunde, ausgewogene Ernährung beibehalten werden, die reich an Ballaststoffen, Proteinen, gesunden Fetten und arm an Zucker ist.
- Ergänzen Sie das Fasten mit regelmäßiger körperlicher Aktivität, wie z.B. Cardio- und Krafttraining, um die Stoffwechselgesundheit weiter zu verbessern.
- Bei gleichzeitiger Medikamenteneinnahme unbedingt unter ärztlicher Aufsicht!

Fazit

Fasten bietet eine effektive Methode zur Behandlung des Metabolischen Syndroms. Durch die Verbesserung der Insulinsensitivität, die Förderung der Gewichtsabnahme und die Normalisierung der Blutdruck- und Lipidwerte kann Fasten das Risiko für Herz-Kreislauf-Erkrankungen und Diabetes Typ 2 erheblich reduzieren. In Kombination mit einer gesunden Ernährung und regelmäßiger Bewegung können viele Menschen mit Metabolischem Syndrom signifikante Fortschritte erzielen und ihre allgemeine Gesundheit und Lebensqualität verbessern.

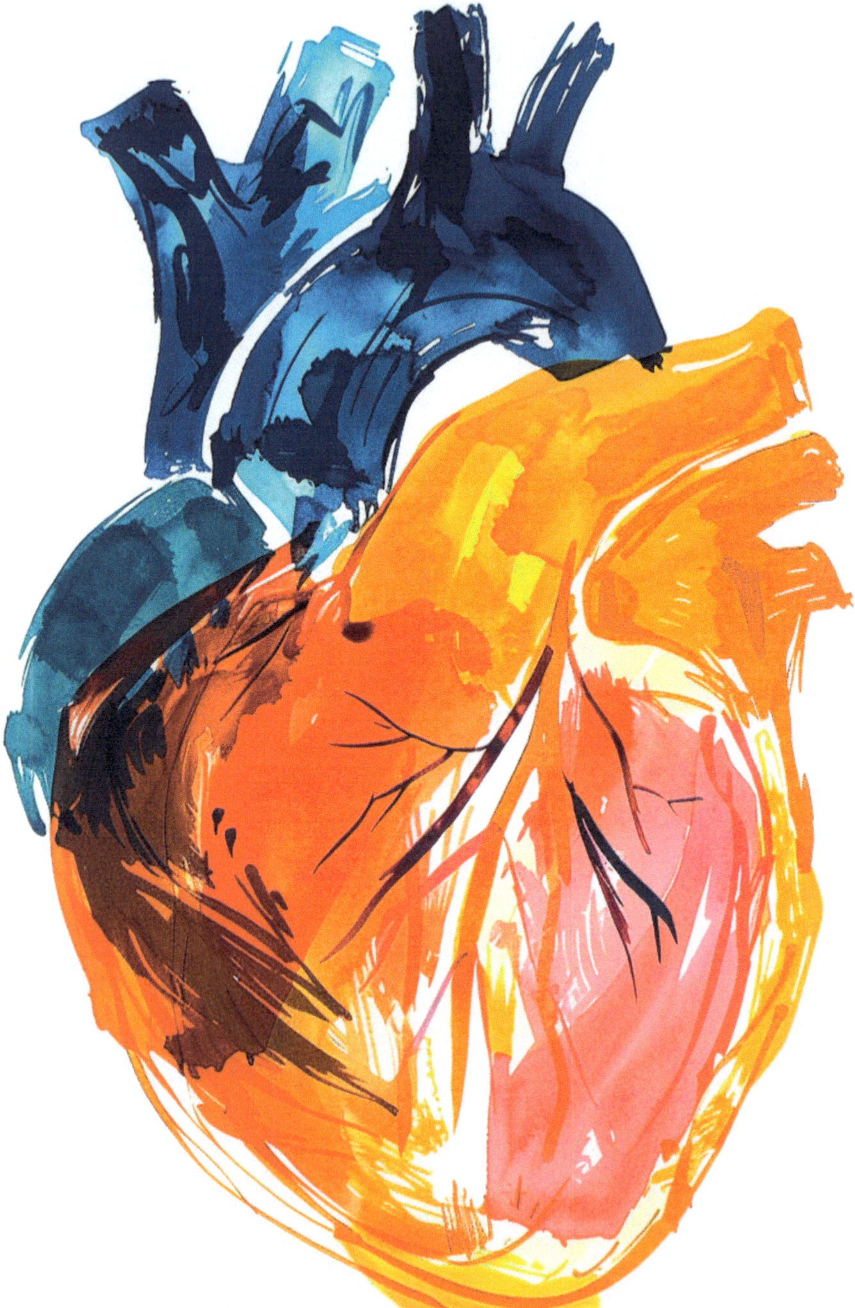

Herz-Kreislauf-Erkrankungen

Herz-Kreislauf-Erkrankungen, einschließlich Herzinfarkt, Schlaganfall und peripherer Arterienerkrankung, sind die häufigsten Todesursachen weltweit. Diese Krankheiten entstehen oft durch eine Kombination von Risikofaktoren wie Bluthochdruck, hoher Cholesterinspiegel, Diabetes und Übergewicht.

Mehrere Studien haben gezeigt, dass Fasten signifikante positive Effekte auf die Herz-Kreislauf-Gesundheit haben kann. Eine Studie aus dem Jahr 2017, die im "Journal of Translational Medicine" veröffentlicht wurde, ergab, dass intermittierendes Fasten den Blutdruck, das Lipidprofil und den Blutzuckerspiegel der Teilnehmer signifikant verbesserte. Eine weitere Untersuchung, die im "European Journal of Preventive Cardiology" (2022) veröffentlicht wurde, zeigte, dass Fasten die Entzündungsmarker im Blut reduzierte, was zu einer verbesserten Herzgesundheit beitrug.

Eine Studie im "New England Journal of Medicine" (NEJM) zeigte, dass Menschen mit einem BMI von 30 oder höher ein signifikant erhöhtes Risiko für koronare Herzkrankheit und Schlaganfall haben. Eine Längsschnittstudie, veröffentlicht im "Journal of the American College of Cardiology", fand heraus, dass eine Gewichtszunahme mit einem deutlich erhöhten Risiko für Herzinsuffizienz verbunden war. Teilnehmer, die innerhalb von 20 Jahren über 10 kg zugenommen hatten, hatten ein um 30-40% erhöhtes Risiko für Herzinsuffizienz. Eine Meta-Analyse im "Lancet" analysierte Daten von über 10 Millionen Menschen und bestätigte, dass Übergewicht und Adipositas signifikant mit einem erhöhten Risiko für Herz-Kreislauf-Erkrankungen verbunden sind. Adipöse

Personen hatten ein um 50% höheres Risiko für koronare Herzkrankheiten und ein um 80% höheres Risiko für Schlaganfall.

Interventionsstudien haben gezeigt, dass eine Gewichtsreduktion das Risiko für Herz-Kreislauf-Erkrankungen erheblich senken kann. Eine Studie im "American Journal of Clinical Nutrition" berichtete, dass Teilnehmer, die durch Diät und Bewegung Gewicht verloren, signifikante Verbesserungen ihrer Blutdruck-, Cholesterin- und Blutzuckerwerte erlebten, was ihr Risiko für eine Herz-Kreislauf-Erkrankung wie Herzinfarkt oder Schlaganfall senkte.

Mechanismen und Wirkungen:

- Fasten hilft, den Blutdruck zu senken, was das Risiko für Herz-Kreislauf-Erkrankungen erheblich reduziert.
- Fasten kann das Lipidprofil verbessern, indem es das Gesamtcholesterin, LDL-Cholesterin und Triglyceride senkt und gleichzeitig das HDL-Cholesterin erhöht.
- Fasten fördert die Gewichtsabnahme, insbesondere den Abbau von viszeralem Fett, was für die Herzgesundheit besonders vorteilhaft ist.
- Fasten reduziert systemische Entzündungen im Körper, die eine zentrale Rolle bei der Entstehung und Progression von Herz-Kreislauf-Erkrankungen spielen.

Praktische Tipps:

- Fastenmethoden: Intermittierendes Fasten (z.B. 16:8 Methode) oder längere Fastenperioden unter ärztlicher Aufsicht können effektiv zur Verbesserung der Herz-Kreislauf-Gesundheit eingesetzt werden.

- Nach dem Fasten sollte eine herzgesunde Ernährung beibehalten werden, die reich an Omega-3-Fettsäuren, Obst, Gemüse, Vollkornprodukten und mageren Proteinen ist.
- Ergänzen Sie das Fasten mit regelmäßiger körperlicher Aktivität wie Cardio-Training (z.B. Laufen, Radfahren) und Krafttraining, um die Herz-Kreislauf-Gesundheit weiter zu verbessern.
- Bei gleichzeitiger Medikamenteneinnahme unbedingt unter ärztlicher Aufsicht!

Fazit

Fasten bietet eine effektive Methode zur Verbesserung der Herz-Kreislauf-Gesundheit. Durch die Senkung des Blutdrucks, die Verbesserung des Lipidprofils, die Förderung der Gewichtsabnahme und die Reduktion von Entzündungen kann Fasten das Risiko für Herz-Kreislauf-Erkrankungen erheblich reduzieren. In Kombination mit einer herzgesunden Ernährung und regelmäßiger Bewegung können viele Menschen signifikante Fortschritte erzielen und ihre allgemeine Gesundheit und Lebensqualität verbessern.

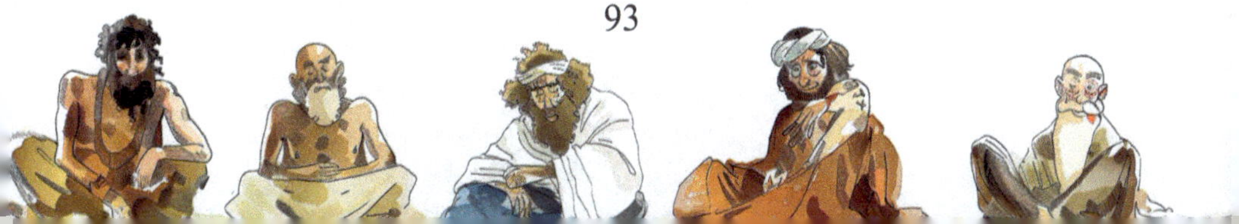

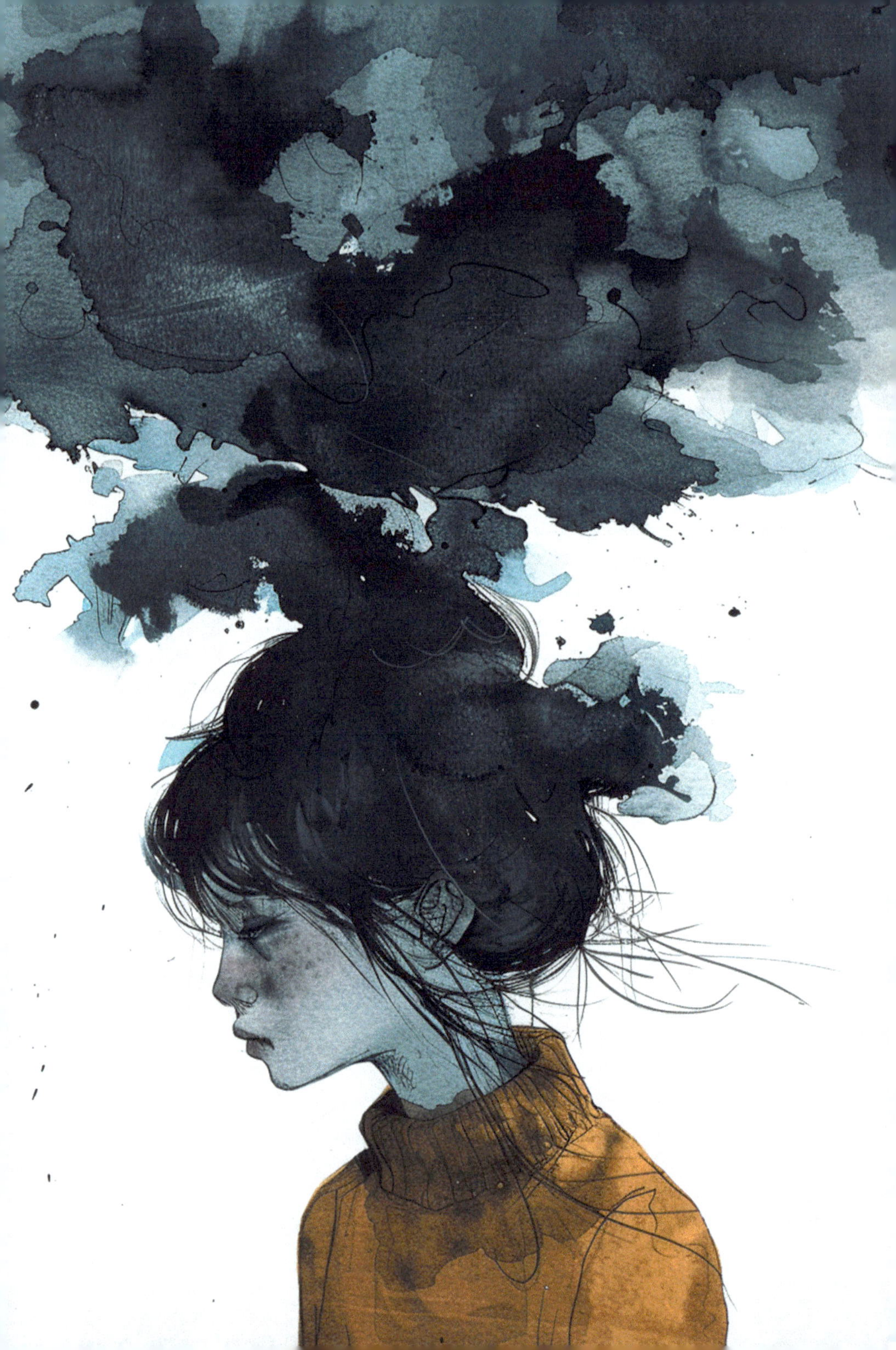

Psychische Erkrankungen (z.B. Depressionen)

Psychische Erkrankungen wie Depressionen, Angstzustände und Stress sind weit verbreitet und können die Lebensqualität erheblich beeinträchtigen. Neuere Forschungen zeigen, dass Fasten neben den herkömmliche Therapiemethoden mit Medikamenten und Psychotherapie ebenfalls eine unterstützende Rolle bei der Behandlung psychischer Erkrankungen spielen kann. Fasten kann das Gehirn positiv beeinflussen und zur Verbesserung der mentalen Gesundheit beitragen. Verschiedene Studien haben gezeigt, dass Fasten positive Effekte auf die mentale Gesundheit haben kann. Eine Studie aus dem Jahr 2021, die im "International Journal of Molecular Sciences" veröffentlicht wurde, ergab, dass intermittierendes Fasten die Symptome von Depressionen und Angstzuständen bei den Teilnehmern signifikant reduzierte. Eine weitere Untersuchung, veröffentlicht im "Nutritionist Resource" (2023), zeigte, dass Fasten die neurotrophen Faktoren im Gehirn erhöhte, die für das Wachstum und die Funktion von Nervenzellen wichtig sind.

Übergewichtige Personen haben ein um etwa 30-55% erhöhtes Risiko für Depressionen. Die Mechanismen umfassen sowohl biologische als auch psychosoziale Faktoren. Übergewicht ist auch mit einem erhöhten Risiko für Angstzustände verbunden. Studien zeigen, dass adipöse Menschen ein um 20-30% höheres Risiko für generalisierte Angststörungen haben. Auch das Risiko für bipolare Störungen kann es erhöhen. In der Netherlands Mental Health Survey and Incidence Study-2 (NEMESIS-2) fand man heraus, dass adipöse Personen ein um 25% erhöhtes Risiko für die Entwicklung von bipolaren Störungen haben. Außerdem haben übergewichtige Menschen ein erhöhtes Risiko für Essstörungen wie Binge-Eating oder Bulimie, die wiederum die psychische Gesundheit weiter be-

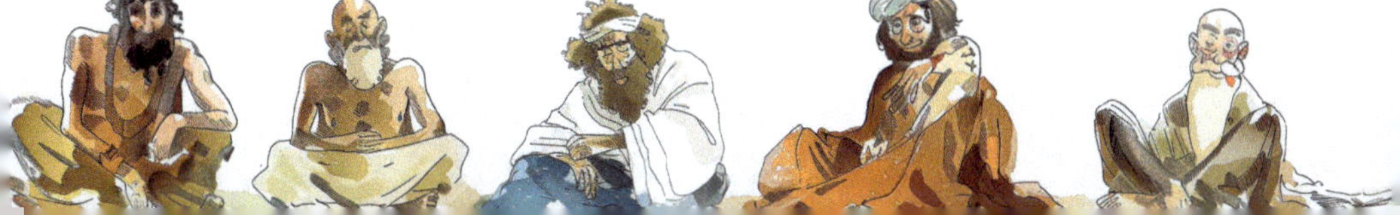

einträchtigen können. Das Stigma und die Diskriminierung, die übergewichtige Menschen erleben, können zu einem geringeren Selbstwertgefühl, sozialem Rückzug und erhöhtem psychischen Stress führen, was das Risiko für psychische Erkrankungen weiter erhöht.

Mechanismen und Wirkungen:

- Fasten kann die Produktion und Regulation von Neurotransmittern wie Serotonin und Dopamin beeinflussen, die eine wichtige Rolle bei der Stimmung und Emotionen spielen.
- Fasten reduziert systemische Entzündungen im Körper, einschließlich des Gehirns, was zur Linderung von Symptomen bei Depressionen und Angstzuständen beitragen kann.
- Fasten fördert die Bildung neuer Nervenzellen (Neurogenese) im Gehirn, insbesondere im Hippocampus, einem Bereich, der für das Gedächtnis und die Emotionen wichtig ist.
- Fasten kann den Spiegel von Stresshormonen wie Cortisol senken, was zu einer verbesserten Stressbewältigung und einer allgemeinen Beruhigung führt.

Praktische Tipps:

- Fastenmethoden: Intermittierendes Fasten (z.B. 16:8 Methode) oder kürzere Fastenperioden können effektiv zur Verbesserung der mentalen Gesundheit eingesetzt werden.
- Nach dem Fasten sollte eine Ernährung beibehalten werden, die reich an Nährstoffen ist, die die Gehirnfunktion unterstützen, wie Omega-3-Fettsäuren, Antioxidantien, Vitamine und Mineralstoffe.

- Ergänzen Sie das Fasten mit regelmäßiger körperlicher Aktivität wie Yoga, Spaziergängen oder moderatem Ausdauertraining, um die mentale Gesundheit weiter zu unterstützen.
- Praktiken wie Meditation und Achtsamkeit können in Kombination mit Fasten helfen, die mentale Klarheit und emotionale Stabilität zu verbessern.
- Bei gleichzeitiger Medikamenteneinnahme unbedingt unter ärztlicher Aufsicht!

Erfahrungsbericht:

Die 28-jährige Anna litt seit ihrer Jugend an schweren Depressionen und Angstzuständen. Nach zahlreichen Versuchen mit verschiedenen Medikamenten und Therapien entschied sie sich, das Fasten auszuprobieren. Unter Anleitung eines erfahrenen Fastenberaters fastete sie intermittierend und integrierte regelmäßige Meditationsübungen in ihren Alltag. Anna bemerkte eine signifikante Verbesserung ihrer Stimmung, eine Reduktion ihrer Ängste und fühlte sich mental klarer und emotional ausgeglichener.

Fazit

Durch die Regulierung von Neurotransmittern, die Reduktion von Entzündungen, die Förderung der Neurogenese und die Senkung von Stresshormonen trägt Fasten zur Verbesserung der mentalen Gesundheit bei. Mit einer nährstoffreichen Ernährung, regelmäßiger Bewegung und Achtsamkeitspraxis sind positive Fortschritte und eine deutliche Verbesserung der Lebensqualität nachgewiesen.

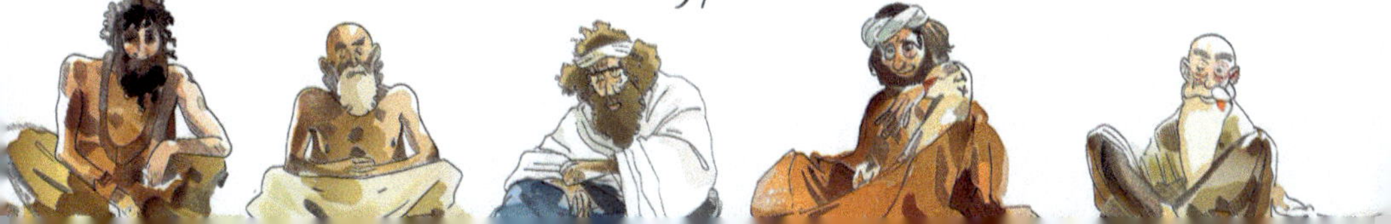

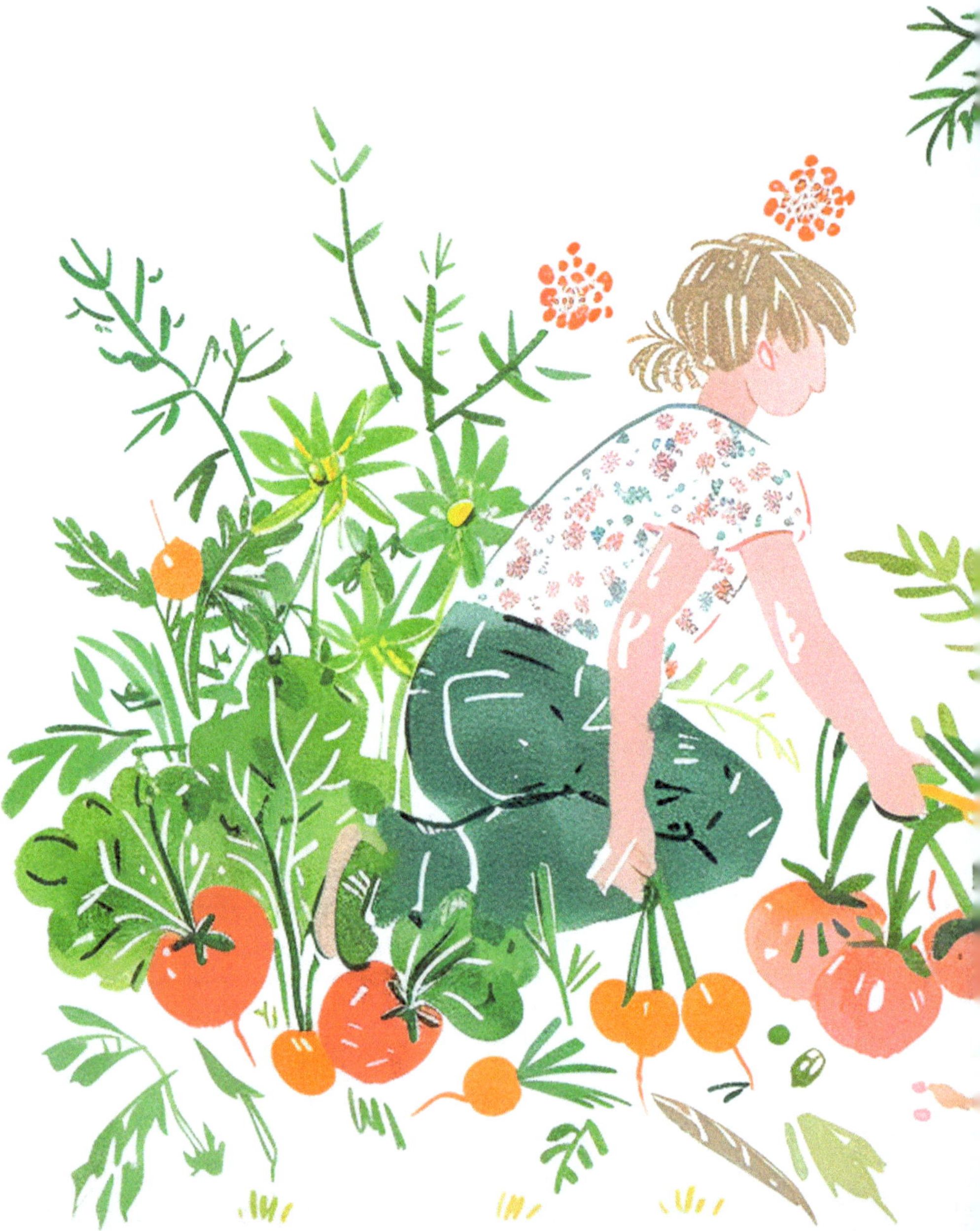

Leben im Einklang mit der Natur - und unseren Genen

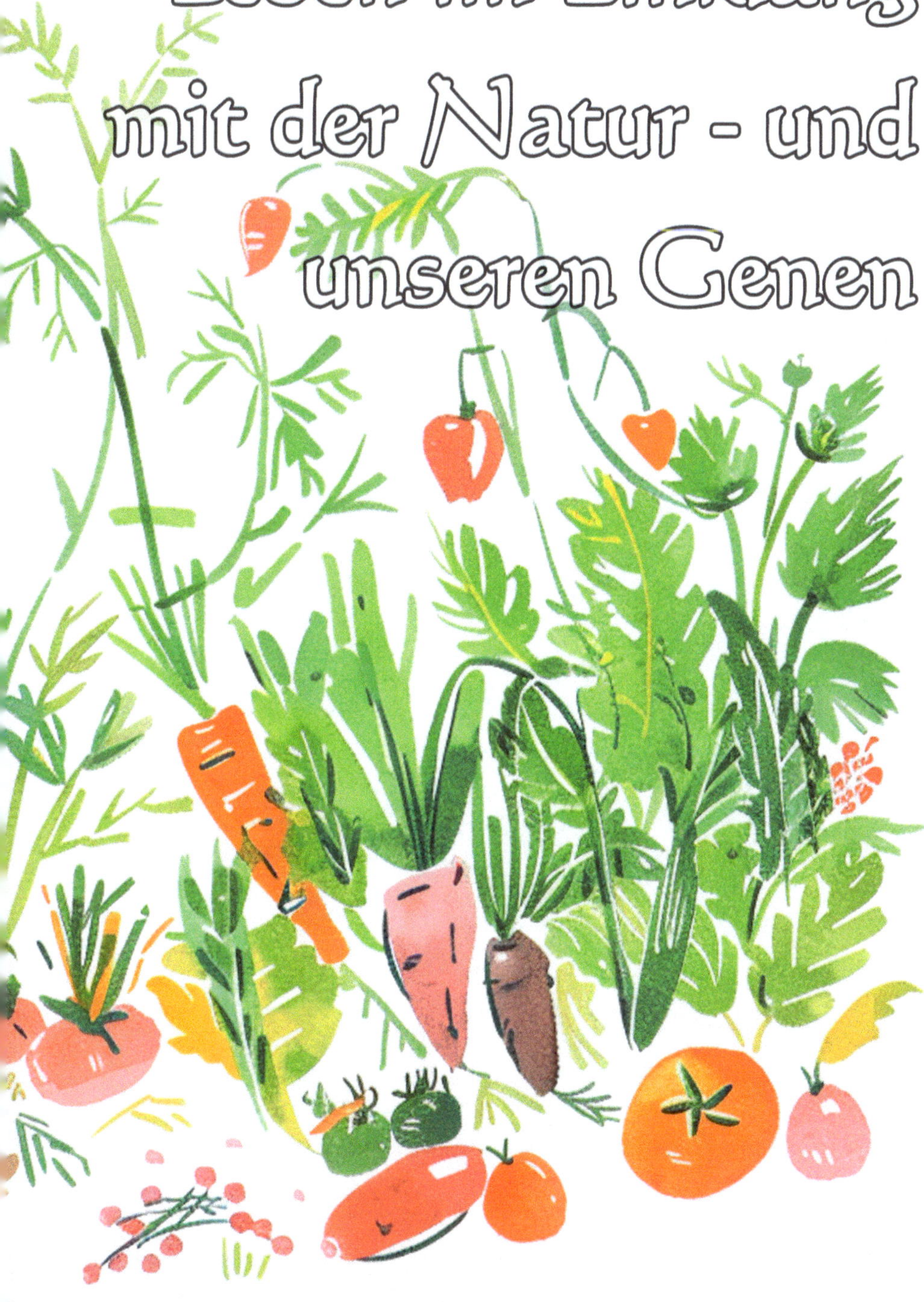

Weniger essen – länger leben

Die Vorstellung, ein langes Leben voller Gesundheit und Vitalität zu führen, fasziniert die Menschheit seit jeher. Die Longevity-Medizin, die sich mit der Verlängerung des gesunden Lebens und der Verlangsamung des Alterungsprozesses befasst, rückt zunehmend in den Fokus der Forschung und des öffentlichen Interesses. Dieser Ansatz verbindet Erkenntnisse aus der Ernährungswissenschaft, Bewegungstherapie und modernen biotechnologischen Methoden, um das Altern nicht nur zu verlangsamen, sondern die Lebensqualität bis ins hohe Alter zu erhalten.

Eng damit verbunden ist die Autophagie – das Reinigungs- und Recyclingprogramm unserer Zellen, bei dem beschädigte und nicht mehr benötigte Zellbestandteile abgebaut und recycelt werden. Diese Selbstreinigung hilft unserem Körper, gesund zu bleiben und kann durch gezielte Maßnahmen wie Fasten, eine gesunde Ernährung und regelmäßige Bewegung aktiviert werden.

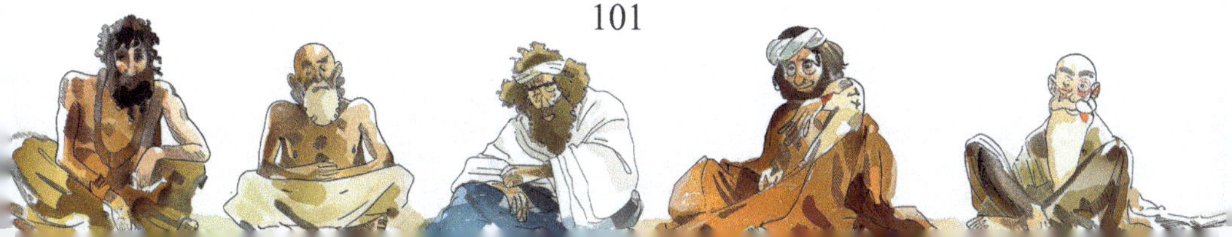

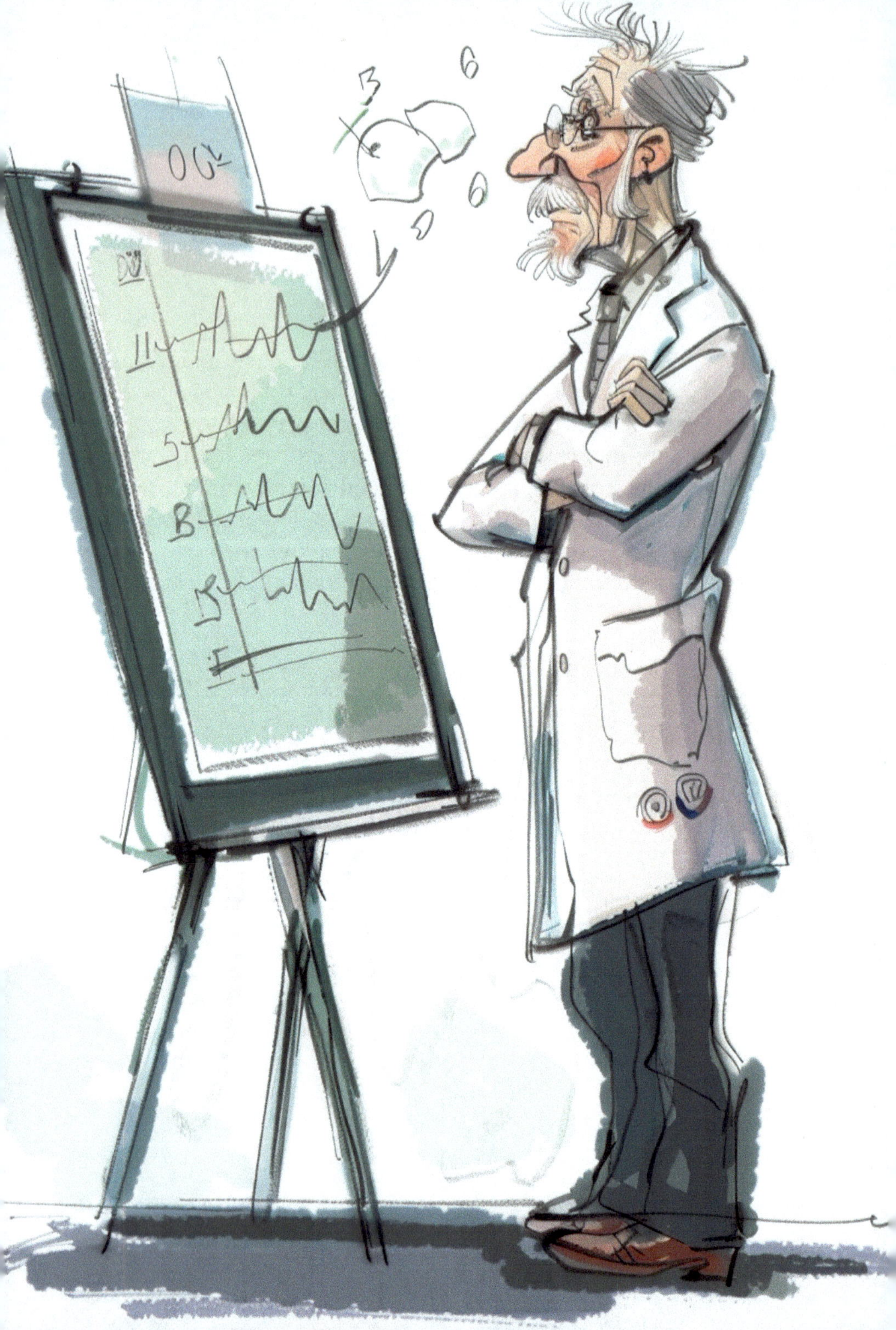

Erkenntnisse aus der Longevity-Forschung

Was ist Longevity?

Longevity bedeutet Langlebigkeit, aber im Kontext der modernen Medizin geht es nicht nur darum, möglichst alt zu werden, sondern dies bei guter Gesundheit und mit hoher Lebensqualität zu tun. Die Longevity-Medizin erforscht, wie wir durch bestimmte Lebensweisen und medizinische Interventionen unsere Lebensspanne verlängern und dabei Krankheiten und Gebrechlichkeit vermeiden können.

Die Rolle des Fastens

Fasten spielt eine zentrale Rolle in der Longevity-Medizin. Es ist mehr als nur der Verzicht auf Nahrung; es ist ein gezieltes Instrument, um den Körper zu regenerieren und zu heilen. Fasten fördert die Zellreparatur, reduziert Entzündungen und verbessert die Insulinsensitivität.

Wie Fasten hilft:

- Fasten fördert die Autophagie, einen natürlichen Prozess, bei dem der Körper beschädigte Zellen und Abfallprodukte abbaut und recycelt.
- Durch Fasten kann überschüssiges Gewicht reduziert werden, was das Risiko für zahlreiche chronische Erkrankungen senkt.
- Regelmäßige Fastenzeiten können die Insulinsensitivität erhöhen und das Risiko für Typ-2-Diabetes verringern.

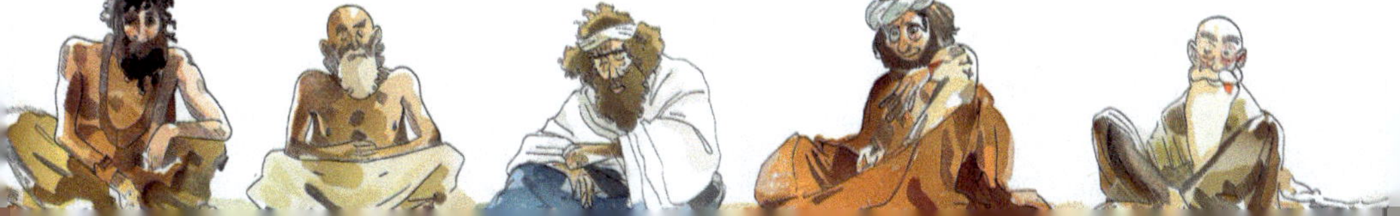

Bedeutung einer gesunden Ernährung

Eine ausgewogene und nährstoffreiche Ernährung ist ein weiterer Eckpfeiler der Longevity-Medizin. Sie liefert die notwendigen Vitamine, Mineralstoffe und Antioxidantien, die unser Körper braucht, um optimal zu funktionieren und den Alterungsprozess zu verlangsamen.

Ernährungstipps:

- Obst und Gemüse: Reich an Antioxidantien und Vitaminen, die Zellschäden vorbeugen und das Immunsystem stärken.
- Gesunde Fette: Omega-3-Fettsäuren aus Fisch, Nüssen und Olivenöl unterstützen die Herzgesundheit und wirken entzündungshemmend.
- Vollkornprodukte: Diese sind ballaststoffreich und unterstützen die Verdauung sowie die langfristige Energieversorgung.

Bewegung als Lebenselixier

Regelmäßige körperliche Aktivität ist unverzichtbar für ein langes und gesundes Leben. Bewegung stärkt das Herz-Kreislauf-System, baut Muskeln auf und verbessert die mentale Gesundheit.

Vorteile der Bewegung:

- Sport stärkt das Herz und verbessert die Durchblutung.
- Menschen, die regelmäßig Sport treiben, haben eine höhere Lebenserwartung.
- Bewegung setzt Endorphine frei, die Stimmung heben und Stress abbauen.

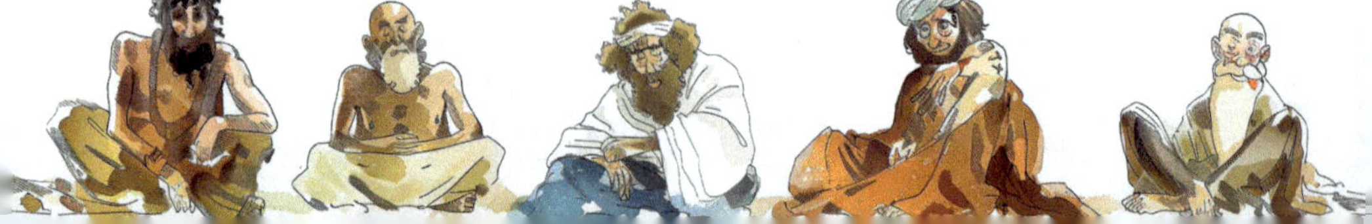

Übergewicht vermeiden

Übergewicht ist, wie schon weiter oben ausgeführt, einer der größten Risikofaktoren für zahlreiche chronische Erkrankungen wie Herz-Kreislauf-Erkrankungen, Diabetes und bestimmte Krebsarten. Ein gesundes Gewicht zu halten ist daher entscheidend für ein langes und gesundes Leben.

Die besten Strategien zur Gewichtsreduktion sind:

- Eine ausgewogene Ernährung: Achten Sie auf eine kalorienbewusste Ernährung mit viel Obst, Gemüse und Vollkornprodukten.
- Regelmäßige Bewegung: Finden Sie eine Sportart oder Aktivität, die Ihnen Spaß macht und bleiben Sie dabei.
- Fasten: Intermittierendes Fasten kann helfen, das Gewicht zu kontrollieren und die Gesundheit zu verbessern.

Die mentale Komponente

Unsere geistige Einstellung und die Art und Weise, wie wir mit Stress umgehen, haben einen erheblichen Einfluss auf unsere Gesundheit und Langlebigkeit. Ein positiver Geist kann den Alterungsprozess verlangsamen und die Lebensqualität verbessern.

Mentale Gesundheit fördern:

- Stressabbau: Techniken wie Meditation, Yoga und Achtsamkeit können helfen, Stress zu reduzieren.
- Positive Einstellung: Ein optimistischer Blick auf das Leben und das Altern kann sich positiv auf die Gesundheit auswirken.

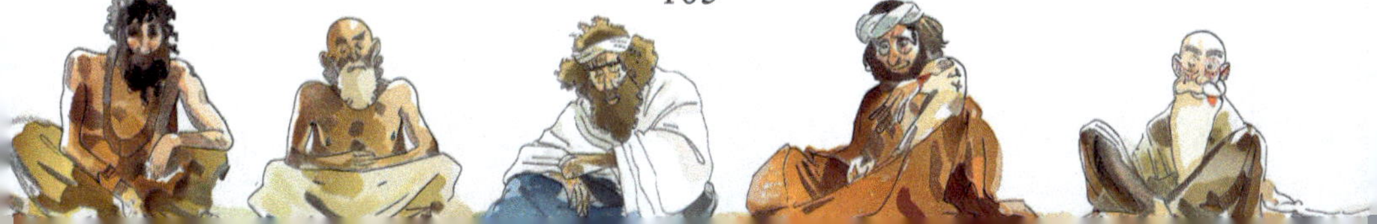

- Soziale Kontakte: Pflegen Sie Ihre Freundschaften und soziale Netzwerke, um emotionale Unterstützung zu erhalten.

Fazit

Die Longevity-Medizin bietet eine vielversprechende Perspektive für ein langes, gesundes und erfülltes Leben. Durch gezielte Maßnahmen wie Fasten, eine gesunde Ernährung, regelmäßige Bewegung und die Pflege der mentalen Gesundheit können wir den Alterungsprozess verlangsamen und unsere Lebensqualität verbessern. Es liegt in unserer Hand, die Prinzipien der Longevity-Medizin in unseren Alltag zu integrieren und so die besten Voraussetzungen für ein langes und gesundes Leben zu schaffen. Indem wir uns um unseren Körper und Geist kümmern, können wir nicht nur unsere Lebensspanne, sondern auch die Anzahl der Jahre, die wir gesund und aktiv verbringen, maximieren.

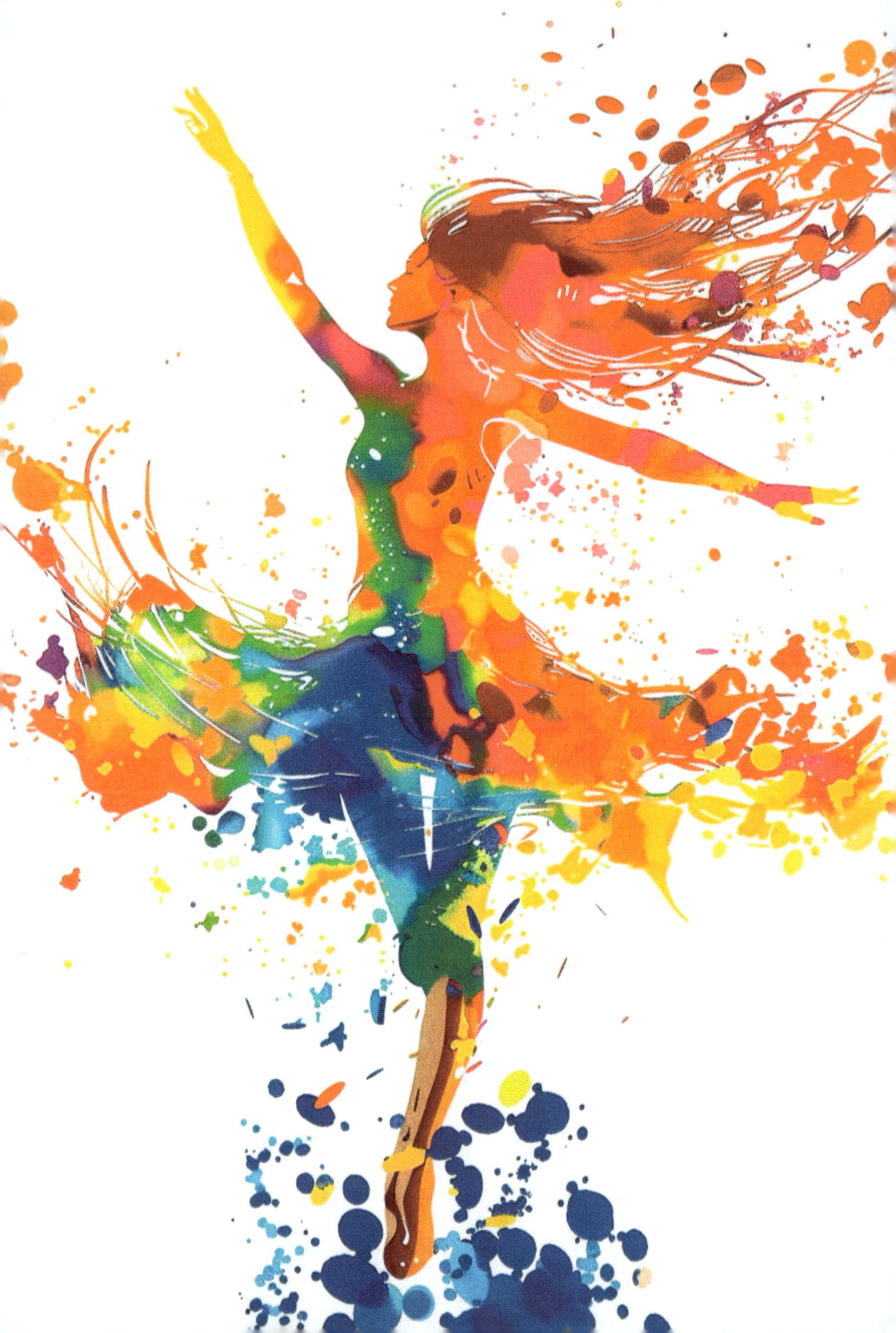

Das Wunder der Autophagie, der zellulären Selbstreinigung

Was ist Autophagie?

Der Begriff Autophagie stammt aus dem Griechischen und bedeutet "Selbst-Verspeisung" oder "Selbst-Verdauung". Es handelt sich um einen natürlichen Mechanismus, bei dem Zellen ihre eigenen beschädigten Bestandteile abbauen und wiederverwerten. Dieser Prozess trägt zur Erhaltung der Zellgesundheit bei und schützt den Körper vor verschiedenen Krankheiten. Eine gestörte oder verminderte Autophagie kann zu ernsthaften Gesundheitsproblemen wie Typ-2-Diabetes, Parkinson und Krebs führen.

Wie funktioniert Autophagie?

Autophagie verläuft in mehreren Schritten:

1. Erkennen und Einfangen: Beschädigte Zellteile oder unerwünschte Proteine werden erkannt und in eine doppelwandige Membran, die sogenannte Phagophore, eingeschlossen.
2. Bildung des Autophagosoms: Die Phagophore wächst und schließt die Zielstrukturen vollständig ein, wodurch ein Autophagosom entsteht.
3. Fusion mit Lysosomen: Das Autophagosom verschmilzt mit einem Lysosom, das Verdauungsenzyme enthält. Diese Enzyme zersetzen die eingeschlossenen Zellbestandteile.
4. Recycling: Die abgebauten Produkte, wie Aminosäuren und Fettsäuren, werden wiederverwendet, um neue Zellstrukturen zu bauen.

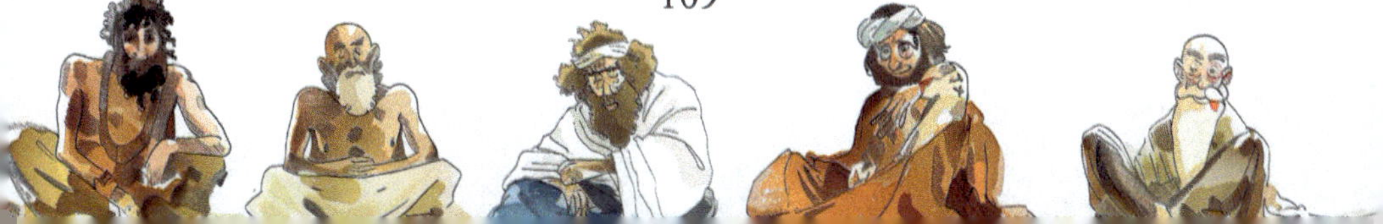

Die Rolle des Fastens in der Autophagie

Fasten ist eine der effektivsten Methoden, um die Autophagie zu aktivieren. Wenn wir fasten, setzt unser Körper einen milden Stressreiz, der die Zellen dazu anregt, ihre Reinigungsmechanismen hochzufahren.

Vorteile des Fastens:

- Fasten setzt die notwendigen Signale, um den Autophagie-Prozess zu starten.
- Während des Fastens werden schädliche Stoffe abgebaut und ausgeschieden.
- Fasten hilft, überschüssiges Körperfett zu reduzieren, was das Risiko für viele chronische Erkrankungen senkt.

Gesunde Ernährung zur Unterstützung der Autophagie

Eine ausgewogene Ernährung kann die Autophagie ebenfalls unterstützen. Bestimmte Nährstoffe und Lebensmittel fördern diesen Prozess und tragen zur allgemeinen Gesundheit bei.

Ernährungstipps:

- Antioxidantienreiche Lebensmittel: Obst und Gemüse, wie Beeren und grünes Blattgemüse, schützen die Zellen vor Schäden.
- Gesunde Fette: Omega-3-Fettsäuren aus Fisch, Nüssen und Samen wirken entzündungshemmend und unterstützen die Zellgesundheit.
- Fermentierte Lebensmittel: Produkte wie Joghurt, Kefir und Sauerkraut enthalten probiotische Bakterien, die die Darmgesundheit und die Autophagie fördern.

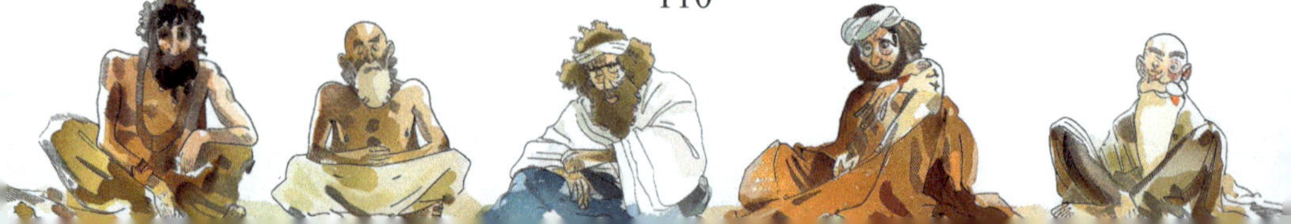

Bewegung und Autophagie

Regelmäßige körperliche Aktivität ist ein weiterer wichtiger Faktor, der die Autophagie unterstützt. Bewegung setzt ebenfalls Stressreize, die den Autophagie-Prozess ankurbeln.

Vorteile der Bewegung:

- Sport hilft den Zellen, sich schneller zu erneuern und zu reparieren.
- Bewegung hilft, ein gesundes Gewicht zu halten, was die Effizienz der Autophagie verbessert.
- Regelmäßige Bewegung fördert die Produktion und Funktion von Immunzellen, die ebenfalls von der Autophagie profitieren.

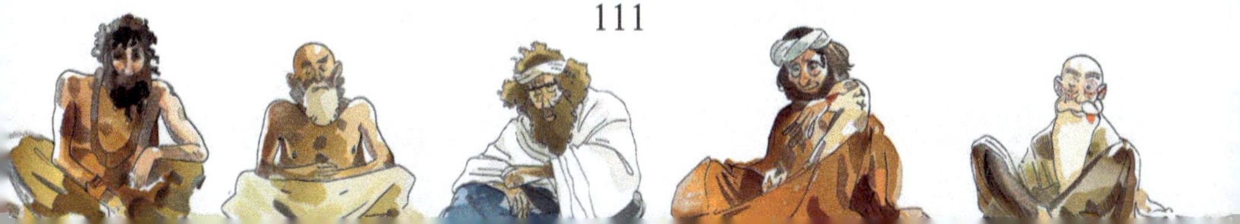

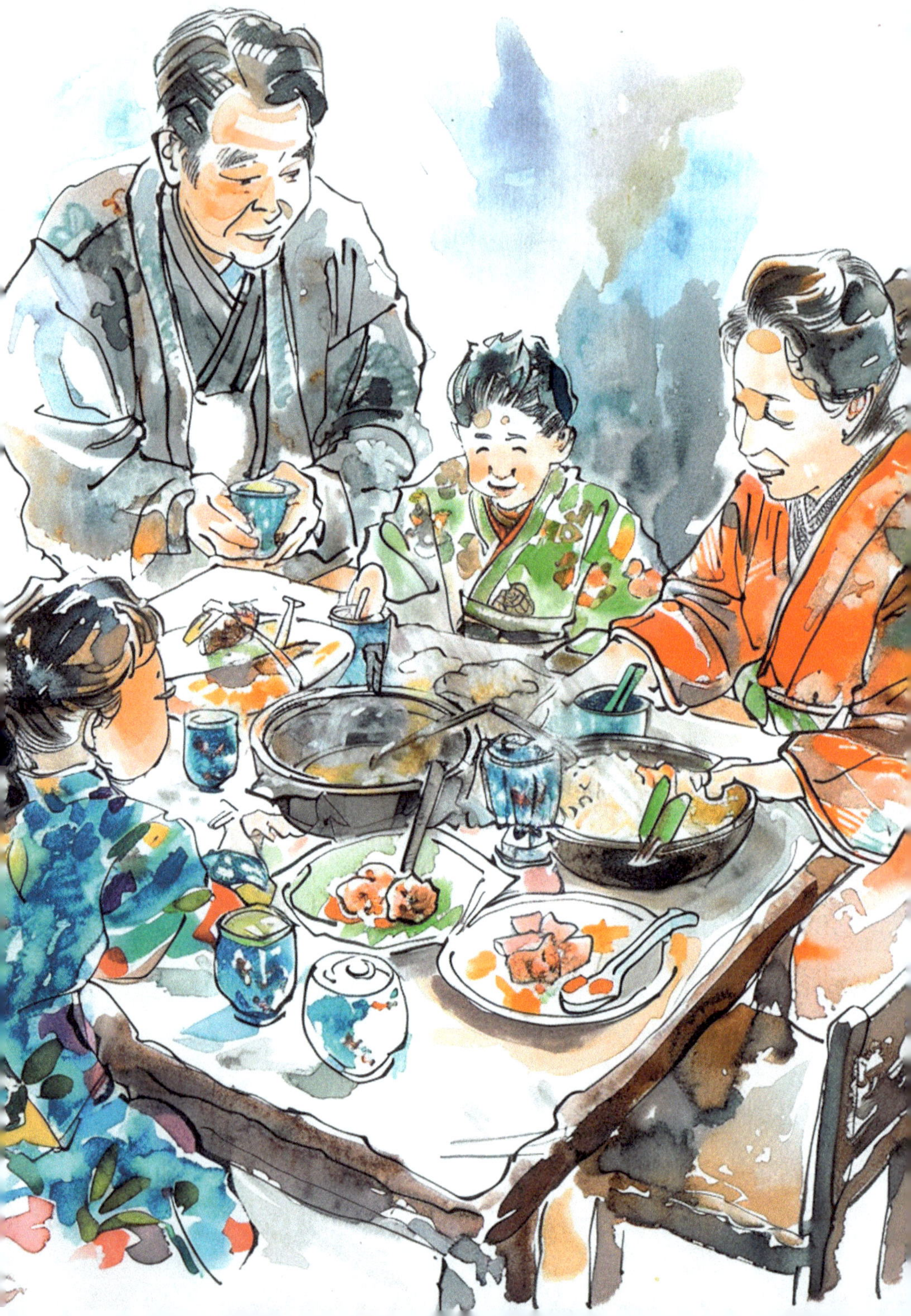

Ein Ausflug in die Anden und nach Okinawa: Weniger essen für ein längeres Leben

Ein Blick auf die Kulturen, die für ihre außergewöhnliche Langlebigkeit bekannt sind, kann uns wertvolle Hinweise in die Prinzipien der Autophagie und einen gesunden Lebensstil geben. Zwei der bekanntesten Regionen sind die Anden in Ecuador und die Insel Okinawa in Japan. Beide Orte sind Heimat von Gemeinschaften, die weltweit die höchste Lebenserwartung haben und bei denen eine bescheidene Ernährung kulturell verankert ist.

Die Menschen in den Anden Ecuadors

In den hochgelegenen Regionen der Anden in Ecuador lebten, zumindest in den 1970er Jahren, wo die Untersuchungen durchgeführt wurden, Menschen, die für ihre beeindruckende Gesundheit und Langlebigkeit bekannt waren. Diese Gemeinden zeichneten sich durch einen aktiven Lebensstil und eine Ernährung aus, die reich an frischen, natürlichen Lebensmitteln ist. Ihre Ernährung bestand hauptsächlich aus Gemüse, Früchten, Vollkornprodukten und wenig Fleisch.

Ernährungsgewohnheiten:

- Lokale und saisonale Produkte: Die Andenbewohner aßen, was sie selbst anbauen können, wie Quinoa, Kartoffeln und Mais, sowie eine Vielzahl von Obst und Gemüse.
- Wenig verarbeitete Lebensmittel: Industriell verarbeitete Lebensmittel waren selten in ihrer Ernährung zu finden, was die Aufnahme von ungesunden Fetten und Zucker reduziert.

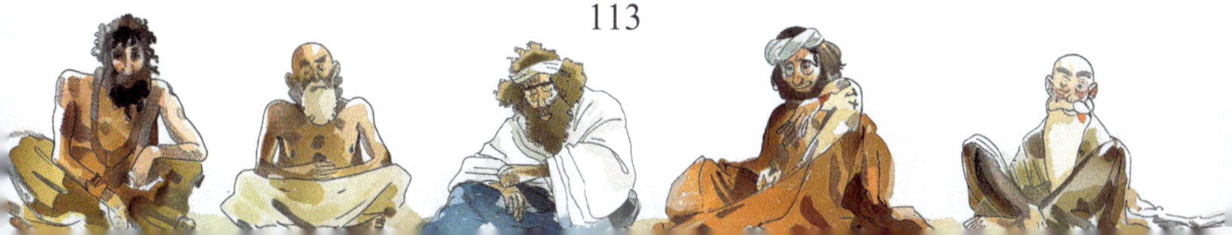

- Bescheidenheit beim Essen: Traditionell aßen die Menschen in den Anden oft weniger als in den meisten westlichen Gesellschaften, was die Autophagie fördert und zur Langlebigkeit beiträgt.

Die Weisheit der Okinawaner

Okinawa, eine Insel im Süden Japans, ist berühmt für die hohe Lebenserwartung ihrer Bewohner. Eine der bekanntesten Weisheiten dieser Kultur ist das Prinzip „Hara Hachi Bu“, was bedeutet „Iss, bis du zu 80% voll bist“. Dieses Prinzip ist ein wesentlicher Bestandteil der Okinawanischen Diät und Lebensweise und fördert eine natürliche Kalorienrestriktion, die die Autophagie aktiviert.

Ernährungsgewohnheiten:

- Pflanzenbasierte Ernährung: Die Okinawaner essen viel Gemüse, Süßkartoffeln, Tofu und Seetang, was ihre Ernährung reich an Nährstoffen und arm an Kalorien macht.
- Moderater Proteinkonsum: Fisch und mageres Fleisch werden in Maßen gegessen, oft als Teil einer ausgewogenen Mahlzeit.
- Wenig Zucker und Fett: Die Okinawanische Diät enthält sehr wenig raffinierten Zucker und gesättigte Fette.

Hara Hachi Bu:

Kontrollierte Portionen: Man hört auf zu essen, wenn man sich zu etwa 80% gesättigt fühlt, anstatt sich ganz satt zu essen.

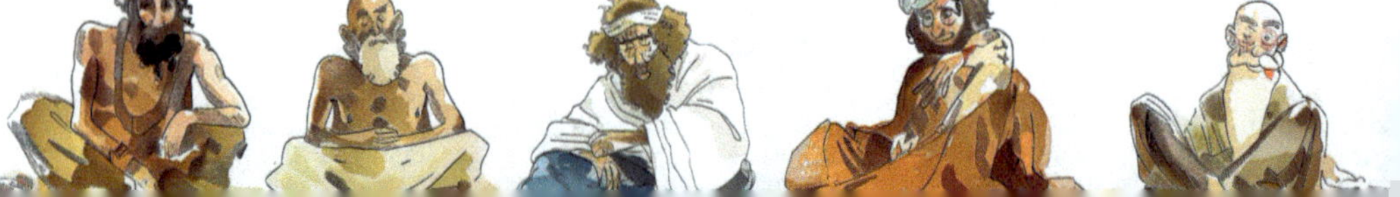

Langsames Essen: Indem man langsam isst und jeden Bissen genießt, kann man besser erkennen, wann man satt ist, und dadurch die Kalorienaufnahme reduzieren.

Verbindung zu Autophagie und Langlebigkeit

Sowohl die Andenbewohner als auch die Okinawaner praktizieren durch ihre Ernährungsgewohnheiten und Lebensstile Prinzipien, die die Autophagie fördern. Durch bescheidene Essensmengen und eine nährstoffreiche Ernährung setzen sie ihre Körper regelmäßig einem milden Stressreiz aus, der die Autophagie aktiviert und die Zellgesundheit verbessert. Das trägt dazu bei, chronische Krankheiten zu verhindern, das Immunsystem zu stärken und die allgemeine Lebensqualität bis ins hohe Alter zu erhalten.

Fazit

Die Lebensweisen der Menschen in den Anden und auf Okinawa bieten wertvolle Lektionen für uns alle. Durch eine bescheidene, nährstoffreiche Ernährung und das Prinzip „Weniger ist mehr“ können wir die Autophagie aktivieren und unsere Gesundheit und Langlebigkeit verbessern. Die Weisheiten dieser Kulturen erinnern uns daran, dass die Qualität und nicht die Quantität der Nahrung entscheidend ist, um ein langes, gesundes und erfülltes Leben zu führen. Indem wir diese Prinzipien in unseren eigenen Lebensstil integrieren, können wir von den regenerierenden Effekten der Autophagie profitieren und unsere allgemeine Gesundheit und Lebensqualität erheblich steigern.

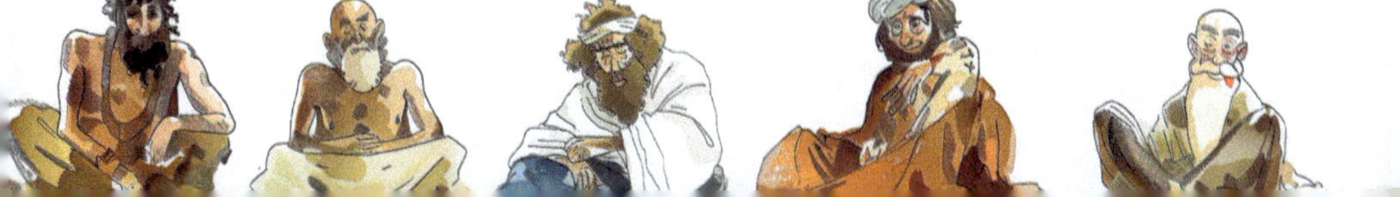

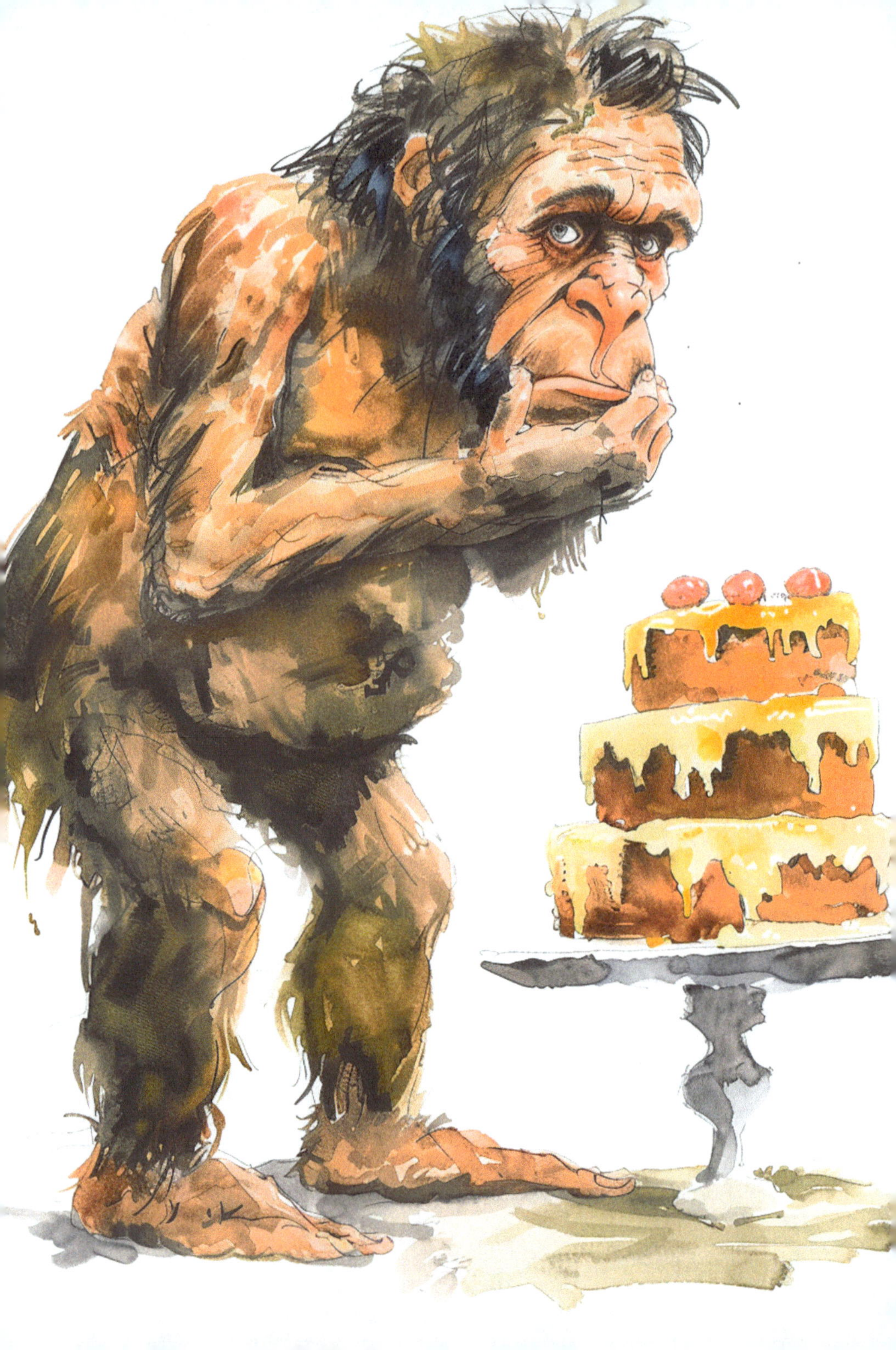

Das Problem unseres genetischen Erbes

Unser genetisches Erbe hat einen erheblichen Einfluss auf unsere Gesundheitsgewohnheiten und unsere Anfälligkeit für Übergewicht und damit verbundene Krankheiten. Ein zentraler Punkt dabei ist, dass unser genetisches Programm schlecht auf den heutigen Überfluss an Nahrung ausgelegt ist. Im Laufe der Evolution haben sich unsere Körper an eine Umgebung angepasst, in der Nahrung oft knapp war, und es keine Garantie für die nächste Mahlzeit gab. Diese Anpassungen sind heute jedoch eher ein Problem als ein Vorteil.

Evolutionäre Anpassungen und das Überflussproblem

In der Steinzeit und den darauffolgenden Epochen war Nahrung selten und unregelmäßig verfügbar. Unsere Vorfahren mussten oft lange Strecken zurücklegen und viel Energie aufwenden, um Nahrung zu finden. Dies führte zu bestimmten evolutionären Anpassungen:

Effiziente Speicherung von Energie: Der menschliche Körper hat sich darauf spezialisiert, überschüssige Kalorien als Fett zu speichern. Fettdepots waren lebenswichtig, um in Zeiten des Hungers zu überleben. Diese Fähigkeit ist in der heutigen Zeit, in der Nahrung im Überfluss vorhanden ist, jedoch problematisch, da sie die Entstehung von Übergewicht begünstigt.

Starke Präferenz für kalorienreiche Lebensmittel: Unser Gehirn ist darauf programmiert, kalorienreiche Lebensmittel zu bevorzugen. Zucker und Fett liefern schnell verfügbare Energie, die in einer knappen Umwelt überlebenswichtig war. Heute führt diese Präfe-

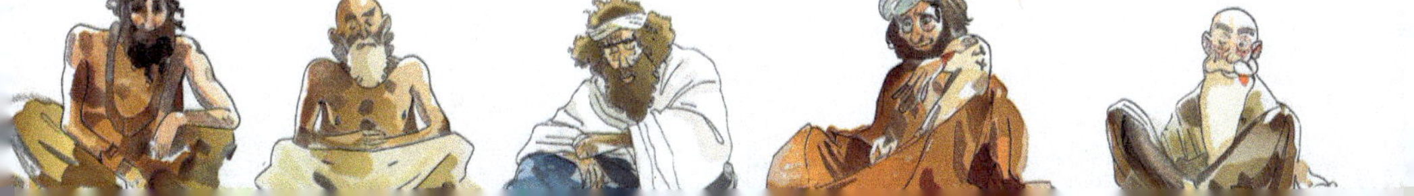

renz oft dazu, dass wir zu viele süße und fettige Lebensmittel konsumieren, was zu Übergewicht und anderen Gesundheitsproblemen führt.

Kein Stoppsignal für Salziges und Süßes

Ein weiteres Problem unseres genetischen Erbes ist, dass wir kein eingebautes Stoppprogramm für salzige und süße Lebensmittel haben. Diese Vorliebe hatte früher einen klaren Überlebensvorteil, ist aber in der heutigen Überflussgesellschaft eher schädlich.

Salzige Lebensmittel: Salz war in der Natur selten, aber lebenswichtig für verschiedene Körperfunktionen. Unsere Vorliebe für salzige Lebensmittel sicherte die ausreichende Aufnahme von Natrium. Heute ist Salz in vielen verarbeiteten Lebensmitteln reichlich vorhanden, und der übermäßige Konsum kann zu Bluthochdruck und Herz-Kreislauf-Erkrankungen führen.

Süße Lebensmittel: Früchte und Honig waren in der Vergangenheit wichtige Energiequellen. Unsere Vorliebe für Süßes sicherte, dass wir genügend Kalorien zu uns nahmen, wenn sie verfügbar waren. Heutzutage führt diese Vorliebe oft zu übermäßigem Konsum von Zucker, was das Risiko für Fettleibigkeit, Typ-2-Diabetes und andere metabolische Störungen erhöht.

Warum wir kein Stoppprogramm haben

Unsere Vorfahren lebten in einer Welt, in der das Überleben durch ständige Nahrungsknappheit bedroht war. In einer solchen Umgebung gab es keinen evolutionären Druck, Mechanismen zu entwickeln, die den Konsum von Nahrung einschränken. Stattdessen war es vorteilhaft, so viel wie möglich zu essen, wenn Nahrung verfügbar war, um Fettreserven für magere Zeiten anzulegen.

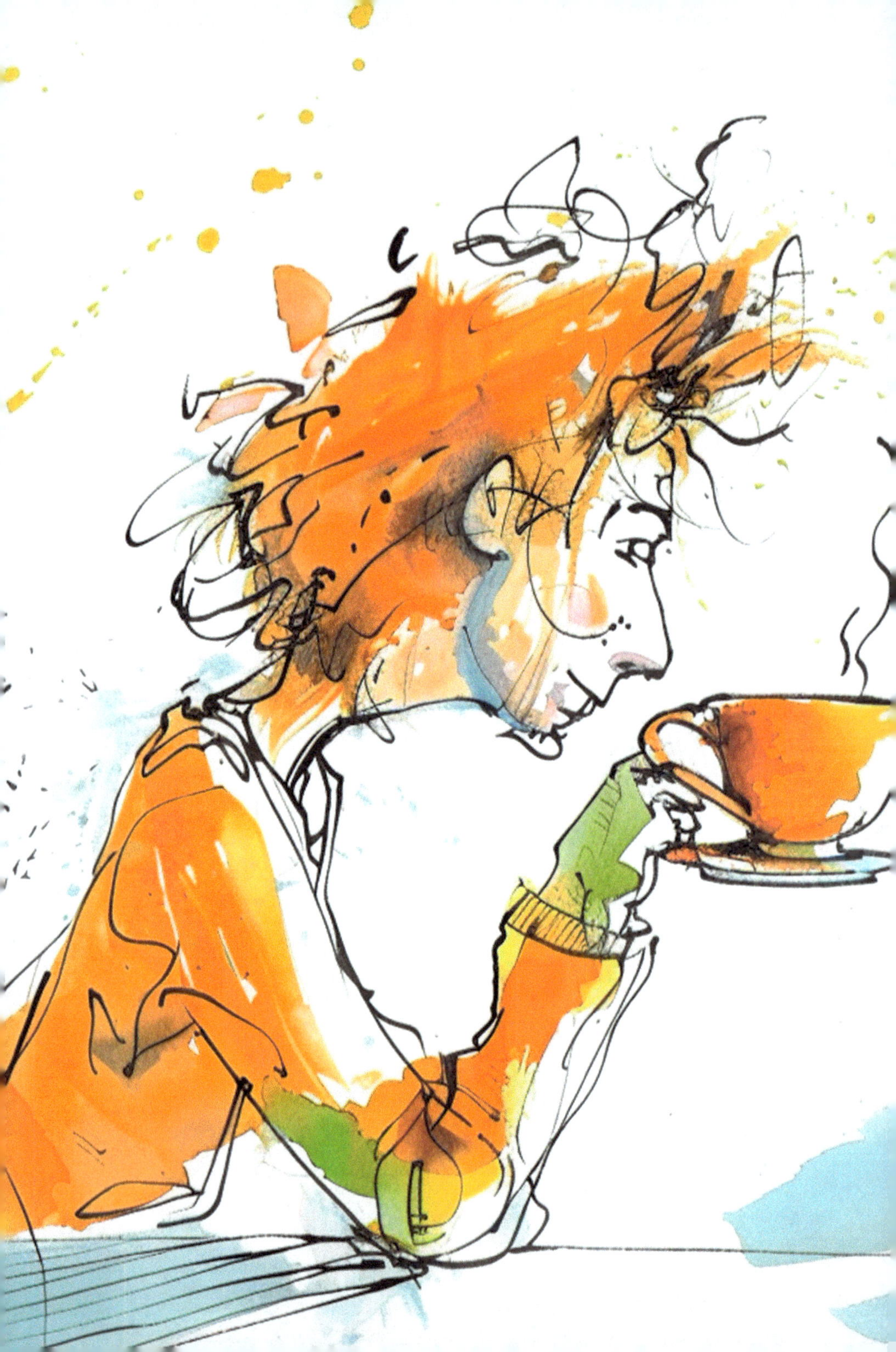

Achtsamkeit ist der Schlüssel

Vor, während und nach dem Fasten: Noch einige Tipps und Tricks

Die Vorbereitung auf eine Fastenkur ist entscheidend für deren Erfolg. Durch schrittweise Ernährungs- und Lebensstiländerungen sowie eine sorgfältige psychologische Vorbereitung können Sie sicherstellen, dass Ihr Körper und Geist optimal auf das Fasten eingestellt sind. Klare Ziele, eine positive Einstellung und die Unterstützung durch Freunde und Familie können Ihnen helfen, die Fastenperiode erfolgreich zu meistern und die zahlreichen gesundheitlichen Vorteile des Fastens zu genießen. Indem Sie diese Vorbereitungen treffen, legen Sie den Grundstein für eine erfolgreiche und nachhaltige Fastenerfahrung.

Das Durchhalten während einer Fastenkur kann eine Herausforderung sein, aber mit den richtigen Strategien und einem positiven Ansatz ist es gut machbar. Indem Sie realistische Erwartungen setzen, positiv Denken, Ablenkungen finden und regelmäßige Pausen einlegen, können Sie die Herausforderungen des Fastens besser bewältigen. Strategien zur Bewältigung von Hunger und Müdigkeit sowie unterstützende Routinen und Rituale helfen Ihnen, die Fastenkur erfolgreich abzuschließen. Erinnern Sie sich immer daran,

dass der Schlüssel zum Erfolg in Ihrer Entschlossenheit und Ihrem Willen liegt, Ihre Gesundheitsziele zu erreichen.

Das Fastenbrechen und die Zeit danach sind entscheidend für den langfristigen Erfolg einer Fastenkur. Durch eine langsame Wiedereinführung von Lebensmitteln, die Entwicklung nachhaltiger Gewohnheiten und die Festlegung realistischer Gesundheitsziele können Sie die Vorteile des Fastens langfristig nutzen. Achten Sie darauf, Ihren Körper aufmerksam zu beobachten und Ihre Ernährung und Lebensweise entsprechend anzupassen. Mit diesen Strategien können Sie Ihre Gesundheit und Ihr Wohlbefinden nachhaltig verbessern und die positiven Effekte des Fastens langfristig genießen.

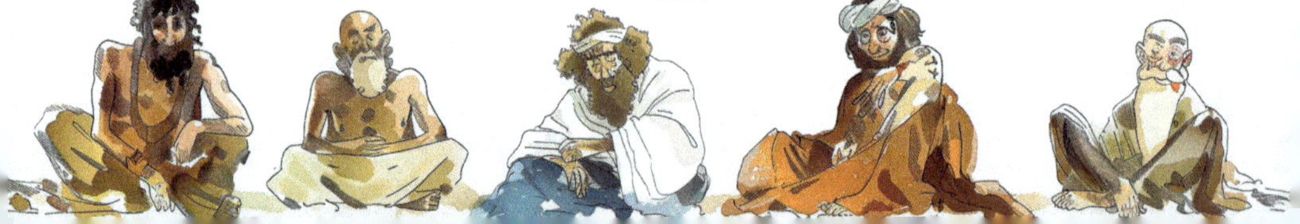

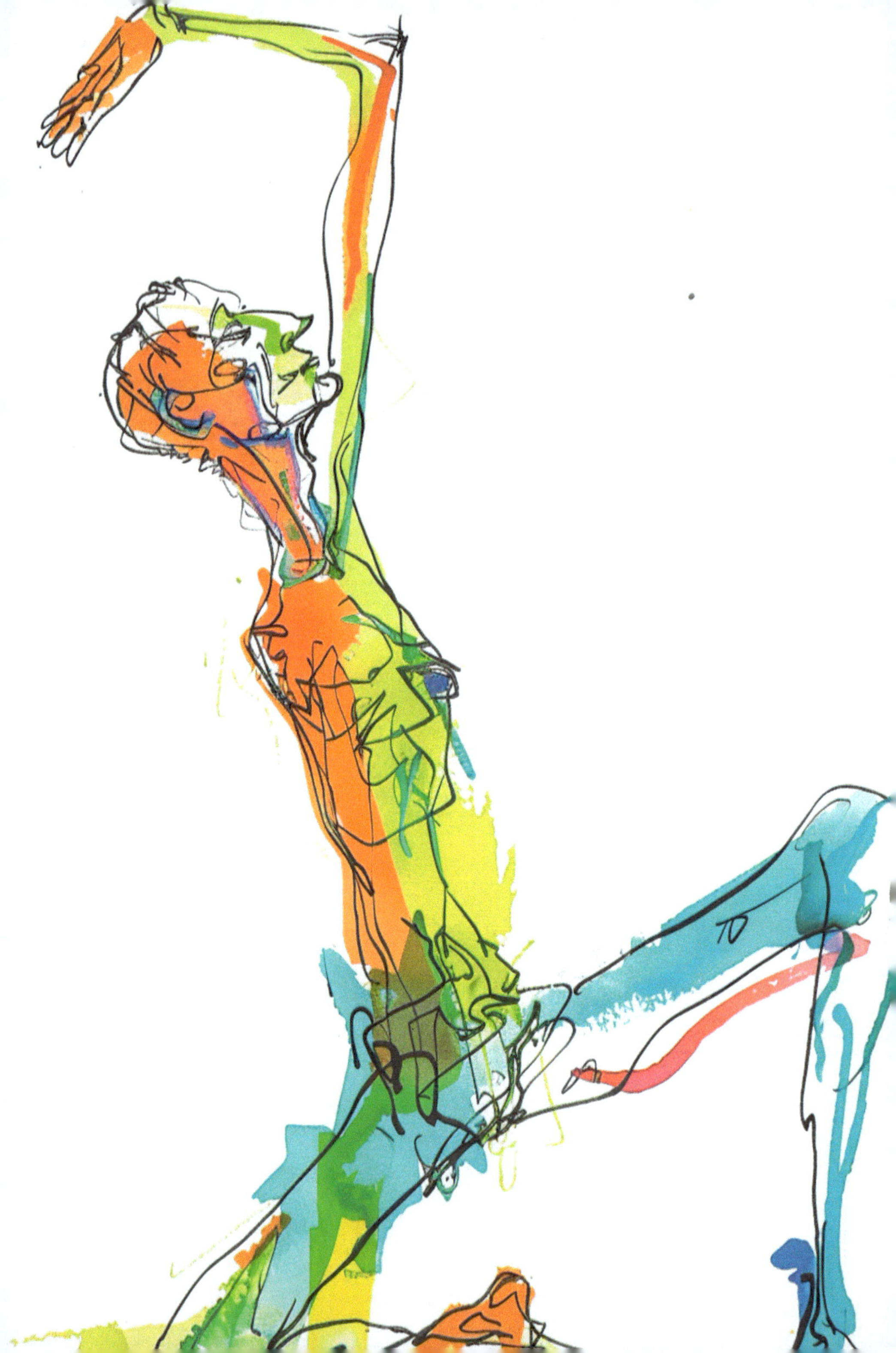

Vorbereitung auf eine Fastenkur

Eine erfolgreiche Fastenkur beginnt lange bevor der eigentliche Fastenprozess startet. Die richtige Vorbereitung kann den Übergang ins Fasten erleichtern und die Wahrscheinlichkeit erhöhen, dass die Kur erfolgreich und nachhaltig ist.

Ernährungs- und Lebensstiländerungen vor dem Fasten

1. **Schrittweise Reduktion von Nahrungsmengen:** Beginnen Sie einige Tage bis Wochen vor der Fastenkur, die Menge und Frequenz Ihrer Mahlzeiten zu reduzieren. Dies hilft Ihrem Körper, sich allmählich an weniger Nahrung zu gewöhnen.Vermeiden Sie große, schwere Mahlzeiten und reduzieren Sie schrittweise die Kalorienzufuhr.
2. **Vermeidung von ungesunden Lebensmitteln:** Reduzieren Sie den Konsum von Zucker, verarbeiteten Lebensmitteln und gesättigten Fetten. Diese Lebensmittel können Entzündungen fördern und den Fastenprozess erschweren. Erhöhen Sie den Verzehr von frischem Obst und Gemüse, Vollkornprodukten und mageren Proteinen, um Ihrem Körper die notwendigen Nährstoffe zuzuführen.
3. **Hydration:** Stellen Sie sicher, dass Sie ausreichend Wasser trinken, um Ihren Körper gut hydratisiert zu halten. Eine gute Hydration ist entscheidend für die Unterstützung der Entgiftungsprozesse während des Fastens. Vermeiden Sie koffeinhaltige und alkoholische Getränke, da diese dehydrierend wirken.
4. **Sanfte Entgiftung:** Entgiften Sie einige Tage vor Beginn der Fastenkur, indem Sie auf koffeinhaltige Getränke, Alkohol und stark verarbeitete Lebensmittel verzichten. Konsumieren Sie entgiftende Tees und Lebensmittel, wie grünen Tee, Zitronen-

wasser und ballaststoffreiche Nahrung, um die Entgiftung zu unterstützen.

5. **Regelmäßige Bewegung:** Beginnen Sie, leichte körperliche Aktivitäten in Ihren Alltag zu integrieren, wie Spaziergänge, Yoga oder sanftes Stretching. Dies kann den Stoffwechsel anregen und Ihren Körper auf die Fastenperiode vorbereiten.

Psychologische Vorbereitung und Zielsetzung

1. **Klare Ziele setzen:** Definieren Sie klare und realistische Ziele für Ihre Fastenkur. Möchten Sie Gewicht verlieren, Ihre Gesundheit verbessern oder mentale Klarheit gewinnen? Klare Ziele helfen Ihnen, motiviert zu bleiben. Schreiben Sie Ihre Ziele auf und behalten Sie sie während der Fastenkur im Blick.
2. **Informieren und Planen:** Informieren Sie sich ausführlich über die Fastenmethode, die Sie wählen, und planen Sie Ihre Fastenkur entsprechend. Wissen über den Prozess und die möglichen Herausforderungen kann Ängste und Unsicherheiten reduzieren. Erstellen Sie einen detaillierten Plan, der Ihre Fastenzeit, die Art der Flüssigkeiten, die Sie konsumieren werden, und Ihre täglichen Aktivitäten während des Fastens umfasst.
3. **Mentale Vorbereitung:** Bereiten Sie sich mental auf das Fasten vor, indem Sie sich auf die positiven Aspekte konzentrieren. Visualisieren Sie die Vorteile, die Sie durch das Fasten erleben werden, wie verbesserte Gesundheit und gesteigerte Energie. Praktizieren Sie Achtsamkeits- und Meditationstechniken, um Ihre mentale Stärke zu fördern und Ihren Geist zu beruhigen.
4. **Unterstützung suchen:** Teilen Sie Ihre Fastenpläne mit Freunden, Familie oder einer Fastengruppe. Soziale Unterstützung kann Ihnen helfen, motiviert zu bleiben und sich während des Fastens nicht isoliert zu fühlen. Überlegen Sie, einen Fastenbe-

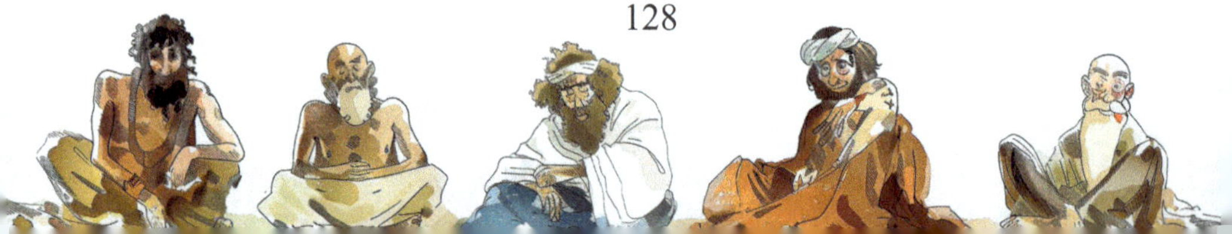

rater oder einen Arzt zu konsultieren, insbesondere wenn Sie gesundheitliche Bedenken haben oder zum ersten Mal fasten.

5. **Positive Einstellung:** Gehen Sie mit einer positiven Einstellung in die Fastenkur. Sehen Sie das Fasten als Gelegenheit zur Selbstfürsorge und Selbstverbesserung. Seien Sie geduldig und nachsichtig mit sich selbst. Es ist normal, Herausforderungen zu begegnen, und es ist wichtig, sich daran zu erinnern, warum Sie diese Fastenkur begonnen haben.

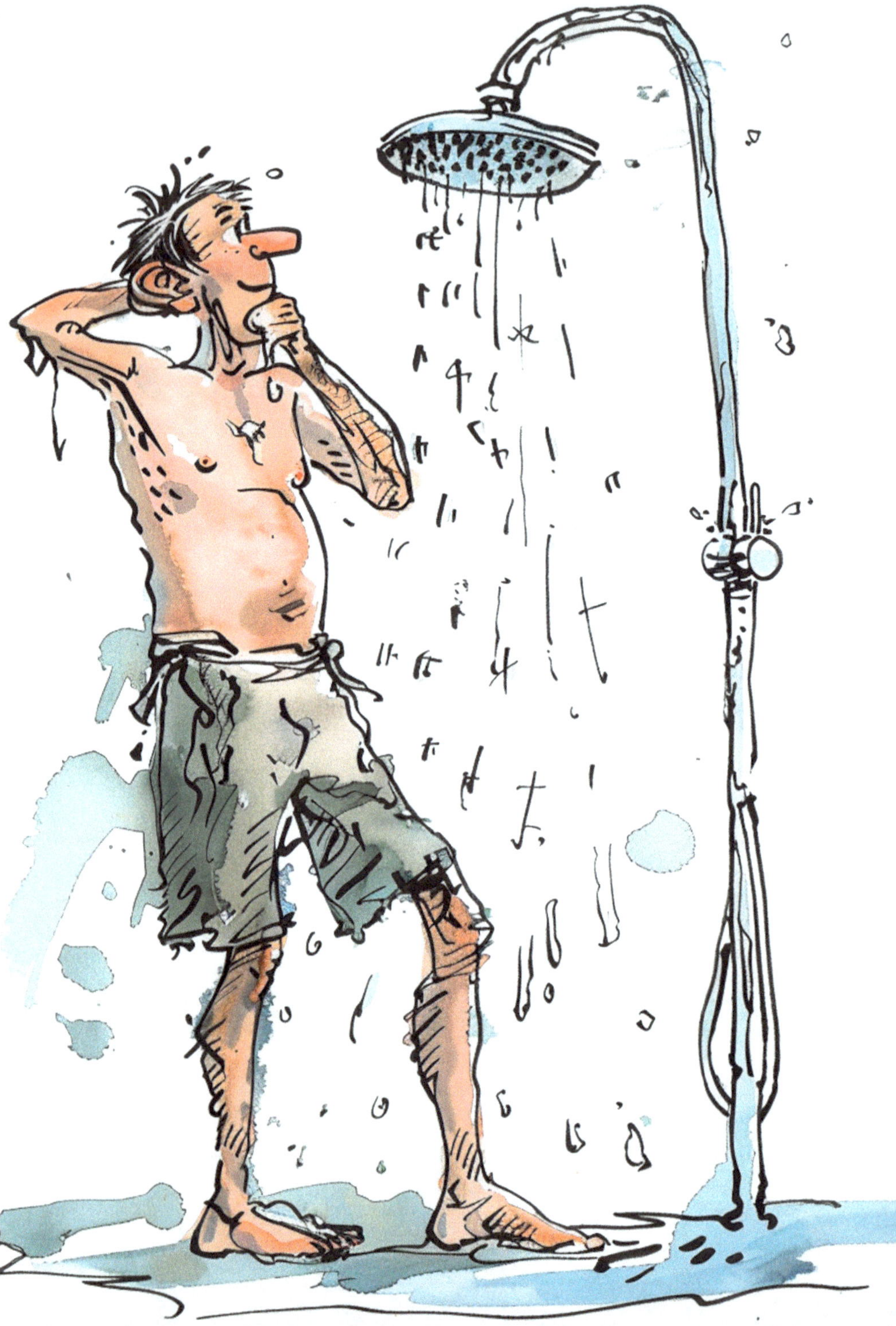

Durchhalten während der Fastenkur

Eine Fastenkur kann sowohl körperlich als auch geistig herausfordernd sein. Das Durchhalten während der Fastenzeit erfordert Entschlossenheit, Geduld und einige hilfreiche Strategien, um den Körper und Geist zu unterstützen.

Tipps und Tricks, um Herausforderungen zu meistern

1. Realistische Erwartungen setzen: Es ist normal, während des Fastens gelegentlich Herausforderungen zu erleben. Diese können von leichten Hungergefühlen bis hin zu Stimmungsschwankungen reichen. Indem Sie sich darauf vorbereiten, können Sie besser damit umgehen. Erinnern Sie sich an Ihre Ziele und warum Sie das Fasten begonnen haben. Dies kann Ihnen helfen, motiviert zu bleiben.
2. Positive Selbstgespräche: Sprechen Sie sich selbst Mut zu und halten Sie sich positive Affirmationen vor Augen. Sätze wie „Ich bin stark und kann das schaffen" können helfen, den inneren Kritiker zu beruhigen und die Motivation zu stärken.
3. Ablenkung finden: Beschäftigen Sie sich mit Aktivitäten, die Sie ablenken und Ihnen Freude bereiten, wie Lesen, Spazierengehen, Hobbys oder leichte Hausarbeiten. Ablenkung kann helfen, den Fokus vom Essen wegzulenken.
4. Regelmäßige Pausen einlegen: Gönnen Sie sich regelmäßige Ruhepausen und ausreichend Schlaf. Ihr Körper benötigt während des Fastens mehr Ruhe, um sich zu regenerieren und anzupassen.
5. Flüssigkeitszufuhr: Trinken Sie viel Wasser, Kräutertees oder Brühe, um hydratisiert zu bleiben. Dies kann helfen, Hungergefühle zu reduzieren und den Körper zu unterstützen.

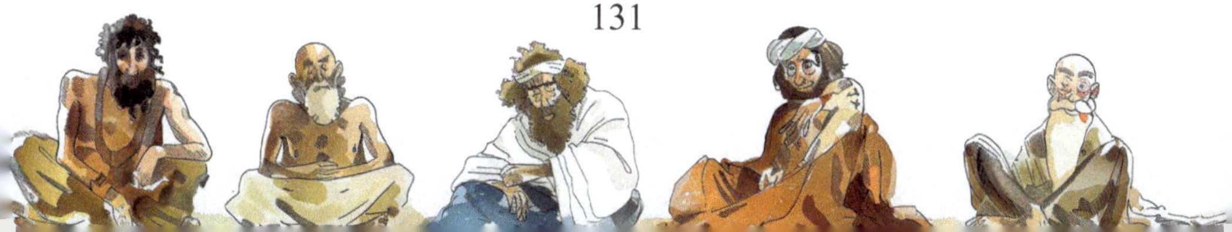

Strategien zur Bewältigung von Hunger und Müdigkeit

1. Kleine Schlucke trinken: Trinken Sie kleine Schlucke Wasser oder Tee, wenn Sie Hunger verspüren. Dies kann das Hungergefühl lindern und gleichzeitig den Magen beruhigen.
2. Bewegung: Leichte körperliche Aktivitäten wie Spazierengehen, Dehnen oder Yoga können helfen, den Kreislauf in Schwung zu bringen und die Energie zu steigern. Vermeiden Sie jedoch anstrengende Übungen, die zu viel Energie verbrauchen.
3. Entspannungstechniken: Praktizieren Sie Entspannungstechniken wie tiefe Atemübungen, Meditation oder progressive Muskelentspannung. Diese Techniken können helfen, Stress abzubauen und das Hungergefühl zu kontrollieren.
4. Kalte Duschen: Eine kalte Dusche kann erfrischend wirken und Müdigkeit vertreiben. Sie regt den Kreislauf an und kann helfen, das Energieniveau zu steigern.
5. Achtsames Essen: Wenn Ihre Fastenkur auch kleine Mahlzeiten erlaubt, essen Sie diese achtsam. Kauen Sie langsam und genießen Sie jeden Bissen. Dies kann das Sättigungsgefühl steigern und das Essen befriedigender machen.

Unterstützende Routinen und Rituale

1. Morgenroutine: Beginnen Sie Ihren Tag mit einem festen Ritual, wie einer Meditation, einer sanften Dehnübung oder dem Schreiben in ein Tagebuch. Eine Morgenroutine kann den Ton für den restlichen Tag setzen und Ihnen helfen, fokussiert und motiviert zu bleiben.
2. Regelmäßige Mahlzeitenzeiten (falls zutreffend): Wenn Ihre Fastenkur intermittierendes Fasten umfasst, halten Sie sich an

feste Essenszeiten. Dies schafft Struktur und kann helfen, den Körper an den Fastenrhythmus zu gewöhnen.

3. Entspannung am Abend: Schaffen Sie eine entspannende Abendroutine, um Ihren Tag ruhig ausklingen zu lassen. Aktivitäten wie ein warmes Bad, das Lesen eines Buches oder sanftes Stretching können helfen, den Körper und Geist auf den Schlaf vorzubereiten.
4. Unterstützung durch Gemeinschaft: Tauschen Sie sich mit anderen aus, die ebenfalls fasten oder ähnliche Gesundheitsziele verfolgen. Unterstützung durch eine Gemeinschaft kann motivierend sein und Ihnen helfen, durch schwierige Phasen zu kommen.
5. Dokumentation des Fortschritts: Führen Sie ein Tagebuch, um Ihre Erfahrungen während der Fastenkur festzuhalten. Notieren Sie Ihre Gedanken, Gefühle und Fortschritte. Dies kann Ihnen helfen, Ihre Reise zu reflektieren und motiviert zu bleiben.

Die Grenzen des Fastens: Warum Maßhalten wichtig ist

Fasten kann eine wertvolle Methode zur Verbesserung der Gesundheit sein, aber wie bei allem im Leben, ist auch hier das Maßhalten entscheidend.

Weniger Kalorien, mehr Fettverbrennung – aber nur bis zu einem gewissen Punkt

Weniger Kalorien zuzuführen, damit der Körper an die Fettreserven geht, ist nur so lange sinnvoll, wie der Körper zu viel davon hat. Wenn der Körper an seine Fettreserven geht, wird Energie freigesetzt und das Gewicht reduziert. Allerdings darf das Fasten nicht zu extrem werden, da sonst wichtige Nährstoffe fehlen. Es ist entscheidend, das Fasten in Maßen zu halten. Übermäßiges Fasten führt zu Mangelernährung und anderen gesundheitlichen Problemen. Achten Sie darauf, Ihren Körper nicht zu überfordern und stets auf eine ausgewogene Nährstoffzufuhr zu achten.

Kalorienreduktion ohne Mangelernährung

Eine sinnvolle Kalorienreduktion sollte immer ohne Mangelernährung erfolgen. Das bedeutet, dass die Ernährung weiterhin alle notwendigen Nährstoffe liefern sollte, um den Körper gesund zu halten.

Die kritische 40-Tage-Grenze

Der menschliche Körper tritt nach etwa 40 Tagen (extremem) Fasten in eine ungesunde Phase ein. In dieser Phase beginnt der Kör-

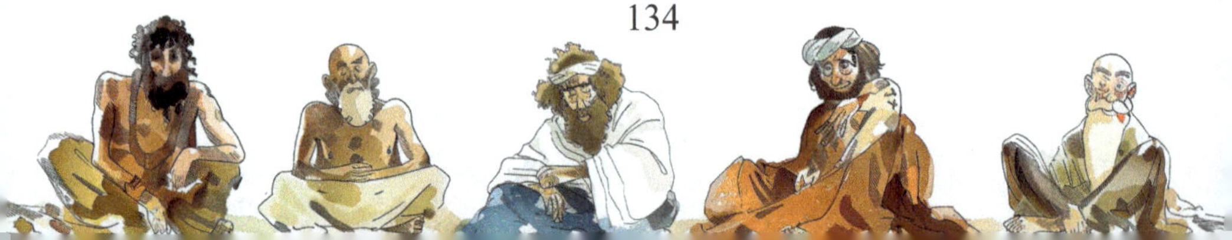

per, nicht nur Fett, sondern auch wichtige Muskelproteine abzubauen, was zu ernsthaften gesundheitlichen Schäden führen kann. Diese maximale Zeitspanne von 40 Tagen findet sich auch in der Literatur wieder, beispielsweise im biblischen Fasten von Jesus, Moses und Elijah.

Zu lange hungern ist gefährlich!

Eine Studie, bei der Teilnehmer sechs Monate lang deutlich zu wenig Nahrung erhielten, zeigte sehr gefährliche Auswirkungen. Die Teilnehmer litten unter schwerem körperlichen und psychischen Stress, was zeigt, dass extreme Kalorienreduktionen langfristig sehr schädlich sein können.

Lebenserwartung von Untergewichtigen

Untersuchungen haben gezeigt, dass Untergewicht die Lebenserwartung genauso negativ beeinflussen kann wie starkes Übergewicht. Ein zu niedriger Body-Mass-Index (BMI) ist mit einem erhöhten Risiko für verschiedene Gesundheitsprobleme verbunden.

Das gute Mittelmaß

Das Ziel sollte immer ein gesundes Mittelmaß beim Gewicht sein. Ein ausgewogener BMI, der weder Übergewicht noch Untergewicht beinhaltet, trägt maßgeblich zu einer hohen Lebenserwartung und einer guten Lebensqualität bei.

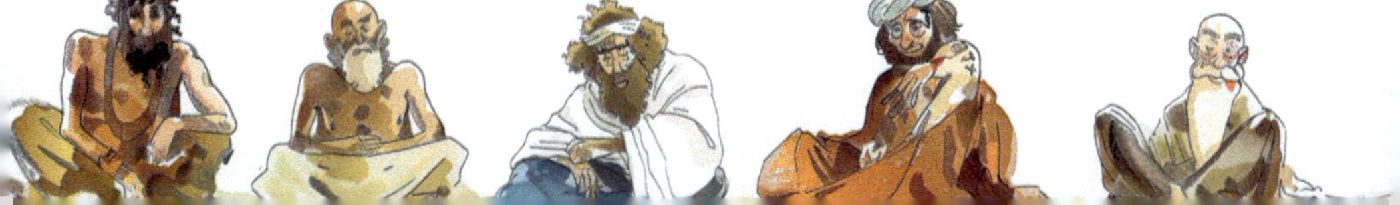

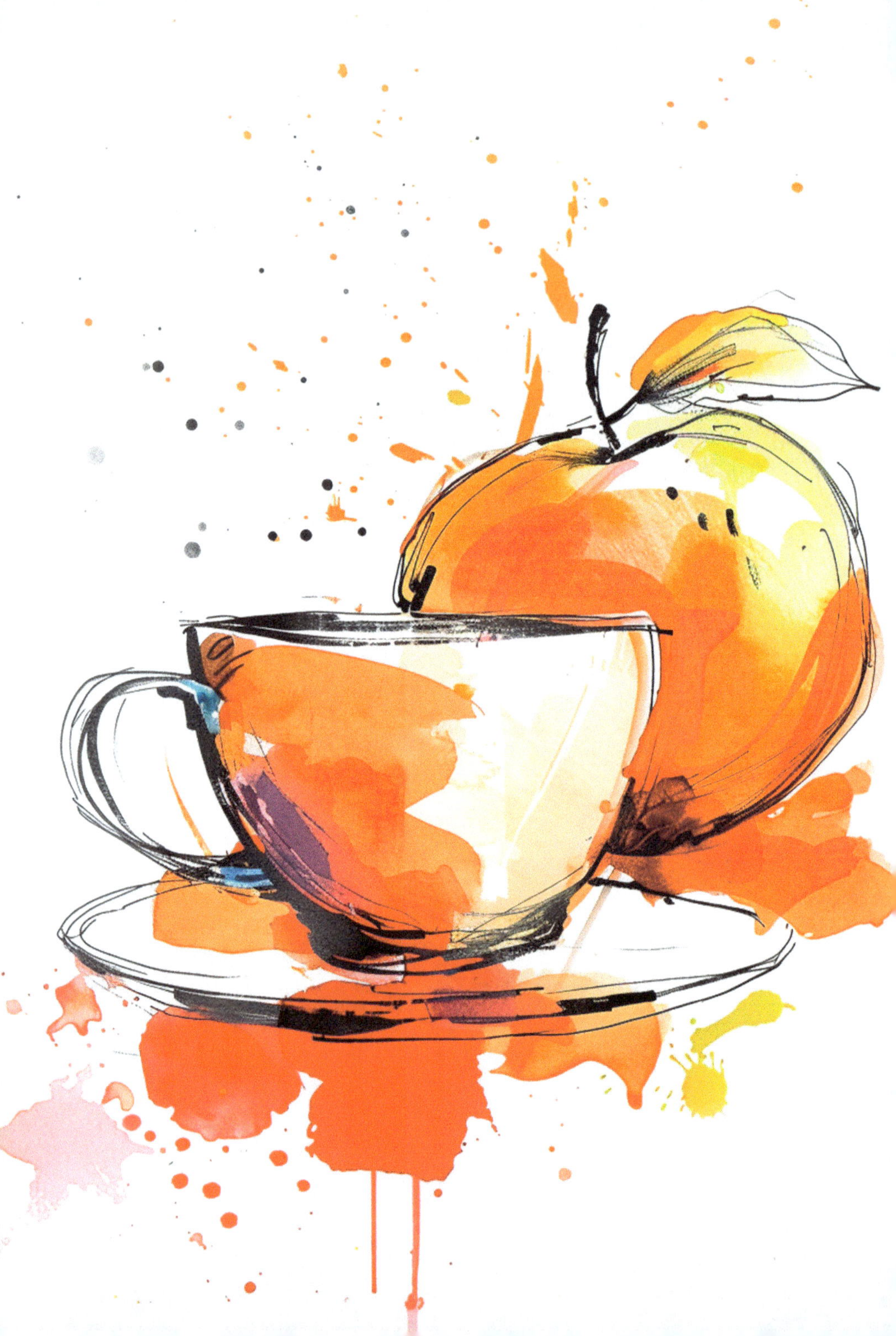

Nach dem Fasten

Das Fastenbrechen und die Zeit nach der Fastenkur sind genauso wichtig wie die Fastenzeit selbst. Eine behutsame Wiedereingliederung in die normale Ernährung und das Entwickeln nachhaltiger Gewohnheiten sind entscheidend, um die gesundheitlichen Vorteile des Fastens langfristig zu erhalten.

Fastenbrechen: besser richtig!

1. Langsame Wiedereinführung von Lebensmitteln: Beginnen Sie mit leicht verdaulichen Lebensmitteln wie Obst, Gemüse und klaren Brühen. Vermeiden Sie schwer verdauliche, fettige und stark gewürzte Speisen. Kauen Sie Ihr Essen gründlich und essen Sie langsam, um Ihren Verdauungstrakt nicht zu überfordern.
2. Kleine Portionen: Starten Sie mit kleinen Portionen und steigern Sie die Menge allmählich. Achten Sie darauf, dass Sie sich nicht überessen, auch wenn der Appetit groß ist. Geben Sie Ihrem Körper Zeit, sich anzupassen.
3. Hydratation: Trinken Sie weiterhin viel Wasser und Kräutertees, um Ihren Körper hydratisiert zu halten. Dies unterstützt die Verdauung und hilft, eventuelle Giftstoffe auszuspülen.
4. Beobachtung des Körpers: Hören Sie auf Ihren Körper und beobachten Sie, wie er auf die Wiedereinführung von Nahrung reagiert. Achten Sie auf Verdauungsbeschwerden oder andere Anzeichen und passen Sie Ihre Ernährung entsprechend an.

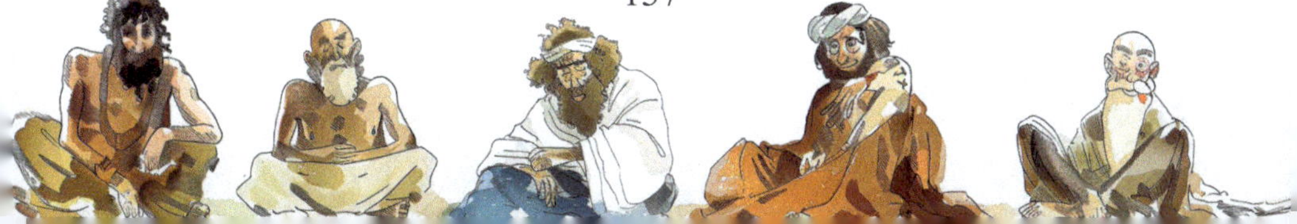

Nachhaltige Gewohnheiten entwickeln

1. Gesunde Ernährung beibehalten: Setzen Sie die Prinzipien einer gesunden Ernährung fort, die Sie während der Vorbereitung und Fastenzeit entwickelt haben. Konzentrieren Sie sich auf vollwertige, nährstoffreiche Lebensmittel. Vermeiden Sie stark verarbeitete Lebensmittel, zuckerhaltige Snacks und gesättigte Fette.
2. Regelmäßige Mahlzeiten: Etablieren Sie regelmäßige Essenszeiten, um Ihren Stoffwechsel zu stabilisieren und Heißhungerattacken zu vermeiden. Planen Sie Ihre Mahlzeiten im Voraus, um sicherzustellen, dass Sie ausgewogene und gesunde Optionen zur Verfügung haben.
3. Achtsames Essen: Üben Sie achtsames Essen, indem Sie sich Zeit nehmen, Ihre Mahlzeiten zu genießen und bewusst zu essen. Kauen Sie gründlich und achten Sie auf die Signale Ihres Körpers, wann Sie satt sind.
4. Bewegung integrieren: Behalten Sie regelmäßige körperliche Aktivität bei, um Ihre Gesundheit zu unterstützen und Ihr Gewicht zu halten. Finden Sie eine Sportart oder Aktivität, die Ihnen Spaß macht und zu Ihrem Lebensstil passt.

Wiedereingliederung in die normale Ernährung

1. Stufenweise Einführung: Führen Sie nach und nach verschiedene Lebensmittelgruppen wieder ein, um zu sehen, wie Ihr Körper darauf reagiert. Beginnen Sie mit Obst und Gemüse, gefolgt von Vollkornprodukten und mageren Proteinen. So vermeiden Sie Verdauungsprobleme.

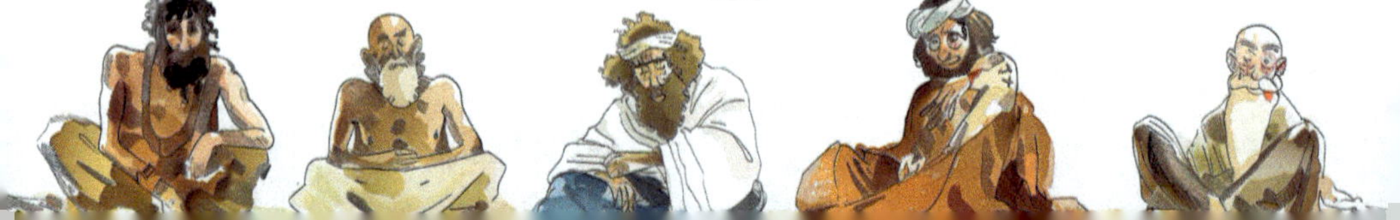

2. Ausgewogene Ernährung: Achten Sie auf eine ausgewogene Ernährung, eine bunte Vielfalt an Lebensmitteln sorgt dafür, dass Ihr Körper alle benötigten Nährstoffe erhält.

Langfristige Gesundheitsziele und -strategien

1. Setzen Sie realistische Ziele: Definieren Sie langfristige Gesundheitsziele, die erreichbar und realistisch sind. Dies könnten Ziele wie das Halten eines gesunden Gewichts, die Verbesserung der Fitness oder die Reduktion von Stress sein.
2. Regelmäßige Überprüfung: Überprüfen Sie regelmäßig Ihre Fortschritte und passen Sie Ihre Strategien bei Bedarf an. Halten Sie sich an einen Plan, aber seien Sie flexibel genug, um Anpassungen vorzunehmen, wenn nötig.
3. Kontinuierliches Lernen: Informieren Sie sich kontinuierlich über gesunde Ernährung und Lebensweise. Bleiben Sie auf dem Laufenden über neue Forschungsergebnisse und bewährte Praktiken.
4. Unterstützung und Gemeinschaft: Suchen Sie Unterstützung von Familie, Freunden oder Gesundheitsgruppen. Eine unterstützende Gemeinschaft kann motivierend wirken und Ihnen helfen, Ihre Ziele zu erreichen.

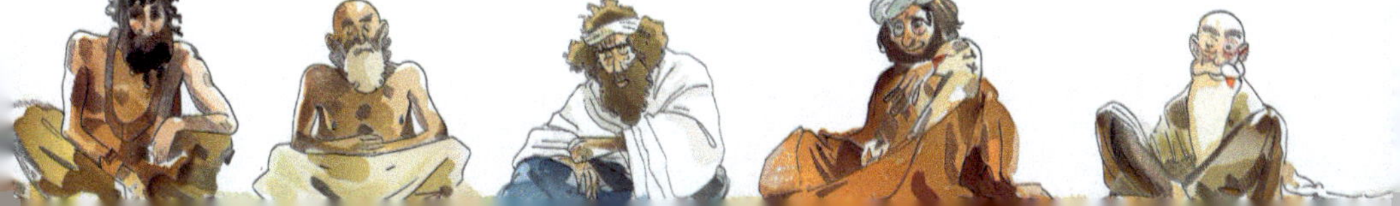

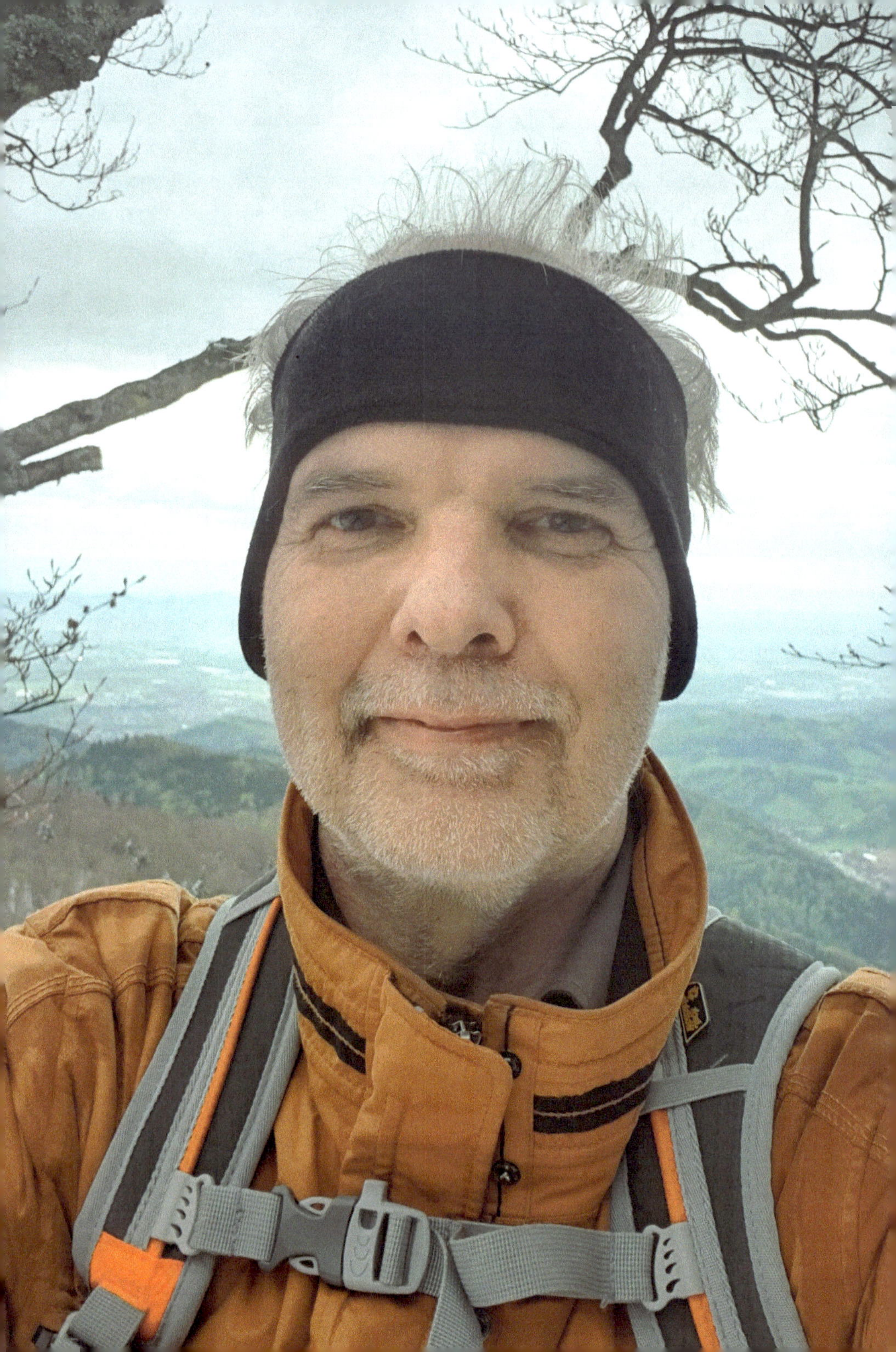

Autorenportrait

Andreas Seebeck, Jahrgang 1966, ist psychotherapeutischer Heilpraktiker mit den Spezialgebieten Misophonie und Trauma. Außerdem ist er Qigonglehrer und Inhaber eines kleinen Verlages für Chinesische Medizin. Mit seinem Bruder Thomas unternimmt er regelmäßig Fastenwanderungen, um die Prinzipien des mühelosen Fastens praktisch zu erproben – und natürlich auch, um überflüssige Pfunde loszuwerden.

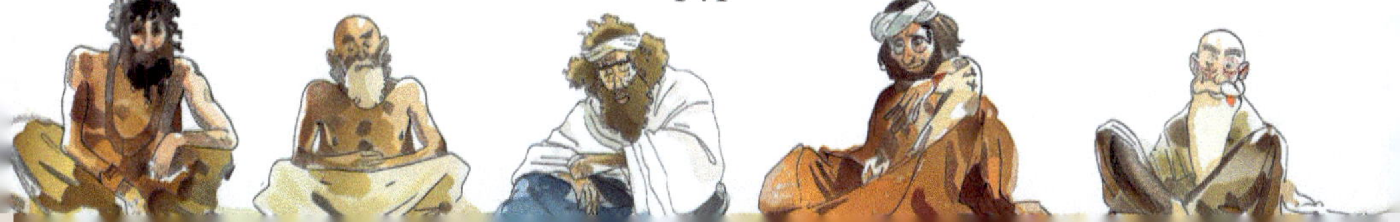

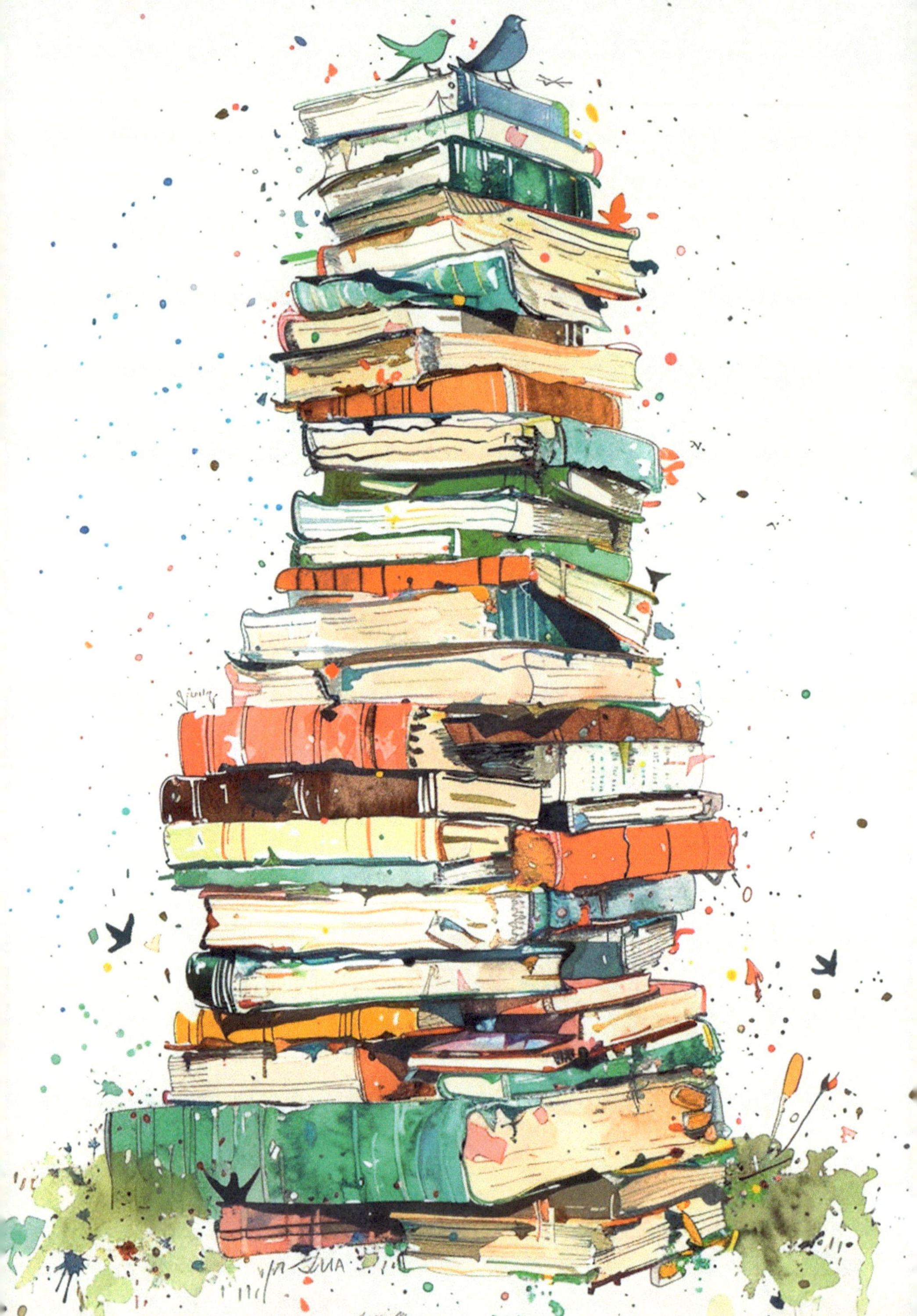

Anhang

TV-Sendungen zum Thema Gesundheit und Fasten

Um Ihr Wissen und Verständnis über Fasten, Gesundheit und verwandte Themen zu vertiefen, habe ich eine Liste von informativen TV-Sendungen zusammengestellt. Diese Sendungen bieten wertvolle Einblicke in verschiedene Aspekte der Ernährung, Evolution, Selbstheilung und mehr. Sie finden sie in den Mediatheken oder auf Youtube.

Das Steinzeitrezept

Diese Sendung untersucht unter anderem, wie sich die Ernährung unserer Vorfahren auf unsere heutige Gesundheit auswirken könnte und welche Vorteile eine Rückbesinnung auf steinzeitliche Ernährungsgewohnheiten haben kann.

Das Geheimnis des aufrechten Ganges

Ein faszinierender Einblick in die Evolution des menschlichen Ganges und wie diese Entwicklung unsere Gesundheit und Fitness beeinflusst hat.

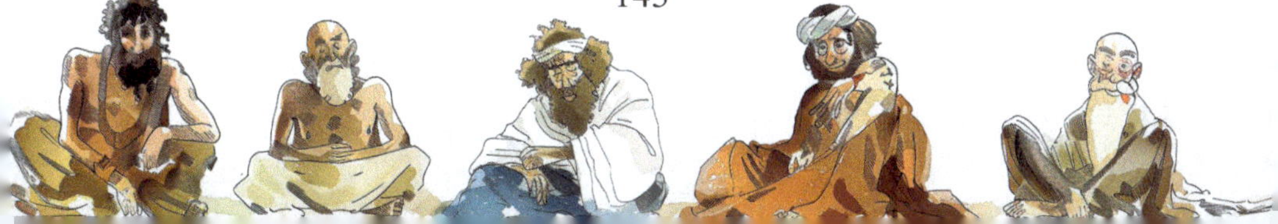

Die wundersamen Heilmethoden der Tiere

Diese Dokumentation zeigt, wie Tiere auf natürliche Weise Krankheiten und Verletzungen heilen und welche Lehren wir daraus für die menschliche Medizin ziehen können.

Fasten und heilen – Altes Wissen und neue Forschung

Eine umfassende Darstellung der heilenden Wirkung des Fastens, basierend auf traditionellem Wissen und aktuellen wissenschaftlichen Forschungen.

Hightech – Das Rätsel des langen Lebens

Erkundung der neuesten technologischen und wissenschaftlichen Fortschritte, die das Geheimnis eines langen und gesunden Lebens entschlüsseln sollen.

Quarks und Co. – Fasten

Diese Episode von Quarks und Co. widmet sich den verschiedenen Fastenmethoden und deren gesundheitlichen Vorteilen sowie den zugrunde liegenden wissenschaftlichen Erkenntnissen.

Quarks und Co. – Der Buschmann in uns

Untersuchung, wie die Lebensweise und Ernährung indigener Völker Einfluss auf unsere Gesundheit haben und was wir von ihnen lernen können.

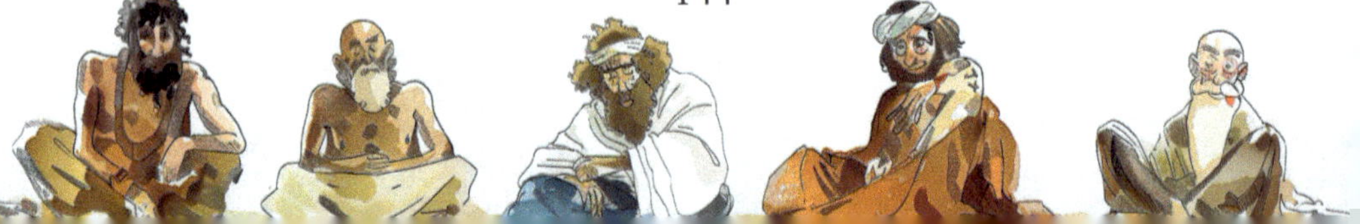

Weniger essen, länger leben?

Eine Dokumentation, die untersucht, wie Kalorienreduktion und Fasten zur Verlängerung der Lebensspanne beitragen können und welche wissenschaftlichen Beweise es dafür gibt.

We feed the world

Diese Sendung beleuchtet die globalen Nahrungsmittelproduktionen und deren Auswirkungen auf Umwelt und Gesundheit.

Xenius – Stress

Eine Episode, die sich mit den Ursachen und Auswirkungen von Stress auf die Gesundheit beschäftigt und Methoden zur Stressbewältigung aufzeigt.

Xenius – Selbstheilung

Erforschung der erstaunlichen Fähigkeit des menschlichen Körpers zur Selbstheilung und wie wir diesen Prozess unterstützen können.

Geo – Du bist, was du isst

Diese Sendung untersucht den Zusammenhang zwischen Ernährung und Gesundheit und zeigt auf, wie unsere Essgewohnheiten unseren Körper und Geist beeinflussen.

Bücher zum Thema Gesundheit, Fasten und Evolution

Diese Bücher bieten interessante Einblicke in verschiedene Aspekte der Ernährung, Evolution, Selbstheilung und mehr.

John J. Ratey, Richard Manning: Zivilisationskrank – Wie wir unsere biologische Natur mit dem modernen Leben versöhnen, Lübbe

Detlev Ganten, Thilo Spahl, Thomas Deichmann: Die Steinzeit steckt uns in den Knochen – Gesundheit als Erbe der Evolution, Piper

Arthur De Vany: Die Steinzeitdiät – So kriegen Sie Ihr Fett weg – natürlich fit, schlank und gesund wie vor 200.000 Jahren, Books4-Success

Jevan Pradas: The Awakened Ape – A Biohacker's Guide to Evolutionary Fitness, Natural Ecstasy, and Stress-Free Living

Prof. Dr. Andreas Michalsen: Heilen mit der Kraft der Natur – Meine Erfahrung aus Praxis und Forschung. Was wirklich hilft, Insel Verlag

Dr. Michael Mosley, Mimi Spencer: The Fast Diet – Das Original: 5 Tage essen, 2 Tage fasten, Goldmann

Sabine Paul: PaläoPower – Das Wissen der Evolution nutzen für Ernährung, Gesundheit und Genuss, C.H. Beck

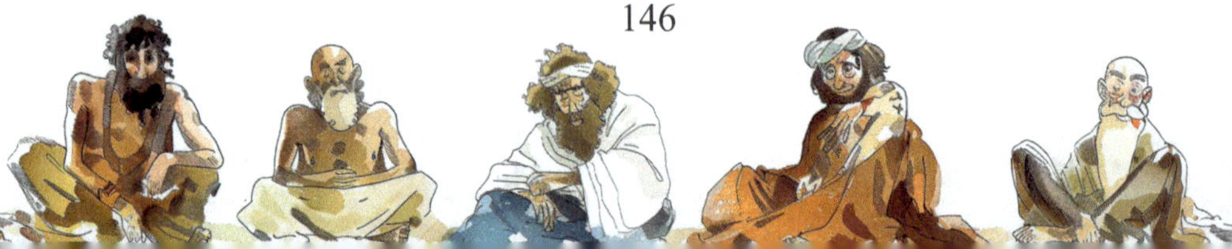